INTRODUCTION

A

L'ÉTUDE DES TUMEURS

Par le Docteur

Louis-Eugène BONNET

Ex-interne des hôpitaux de Lyon
Préparateur du cours d'Anatomie, pathologique de la Faculté de Lyon.

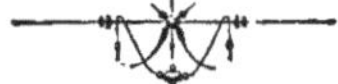

PARIS

G. MASSON, ÉDITEUR, LIBRAIRE DE L'ACADÉMIE DE MÉDECINE

120, Boulevard Saint-Germain, en face de l'École de Médecine

1881

INTRODUCTION A L'ÉTUDE DES TUMEURS

INTRODUCTION

A

L'ÉTUDE DES TUMEURS

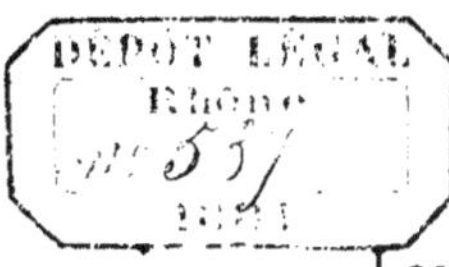

Par le Docteur

Louis-Eugène BONNET

Ex-interne des hôpitaux de Lyon

Préparateur du cours d'Anatomie pathologique de la Faculté de Lyon

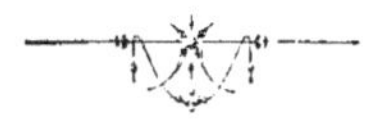

PARIS

G. MASSON, ÉDITEUR, LIBRAIRE DE L'ACADÉMIE DE MÉDECINE

120, Boulevard Saint-Germain, en face de l'École de Médecine

1881

AVANT-PROPOS

Pendant le semestre d'été 1880, alors que nous étions préparateur du cours d'anatomie pathologique, M. le professeur Pierret avait choisi l'étude des tumeurs pour l'objet de ses leçons ; ce travail n'est qu'un reflet de son enseignement. Nous eûmes ainsi l'occasion de faire l'examen d'un certain nombre de pièces, et nous n'étonnerons aucun histologiste en disant que nous fûmes arrêté à chaque pas par l'impossibilité de donner un nom à la tumeur dont nous avions les préparations microscopiques sous les yeux.

Etant donné un néoplasme quelconque, nous lui trouvions, notamment, suivant les diverses régions examinées, des formes si différentes les unes des autres, que nous ne pouvions arriver à le faire rentrer dans une case des classifications généralement admises ; et tout le monde conviendra qu'une tumeur, pour peu qu'elle soit compliquée, possède à ce point sa physionomie particulière, qu'elle mériterait la création d'une espèce spéciale. On pourrait presque dire : autant de tumeurs extirpées, autant de descriptions à donner, descriptions qu'on ne trouvera pas dans les traités les plus complets sur la matière. Ce qui le prouve, c'est que les publications périodiques sont pleines de relations de cas, dits intéressants parce qu'ils ne rentrent pas dans les cadres connus. On en est arrivé, au sujet des tumeurs, à se jeter dans l'analyse à outrance et on n'essaye que de timides classifications. Après une longue période de synthèse, où toute tuméfaction anormale, fût-elle une collection sanguine ou même purulente, fût-elle une hernie, était dénommée *une tumeur*, on avait senti la nécessité de faire un triage, et pour cela, il avait fallu reprendre minutieusement l'étude de chaque cas. Ce fut une œuvre d'analyse qui, commencée au siècle dernier, fut continuée dans le nôtre par Abernethy, Cruveilher, Schwann, J. Müller, Broca, Virchow, etc. : chacun consigna le résultat de son observation dans des classifications de plus en plus parfaites. Et pourtant, à mesure que se perfectionnaient les méthodes d'investigations histologiques, ces recueils, si riches en détails, n'en contenaient pas encore assez. L'étude analytique des tumeurs ne paraît pas encore assez avancée et on la poursuit toujours.

La loi de Müller a été, jusqu'à ces dernières années le point de départ dont on a semblé se servir pour la classification des tumeurs : elle peut s'énoncer ainsi : *On trouve dans l'organisme normal, soit embryonnaire, soit définitif, le type du tissu dont est constituée une tumeur quelconque.* Les classifications modernes les plus répandues en France sont basées sur l'identité de chaque tissu néoplasique avec un tissu normal ; telles sont celles de Virchow et de MM. Cornil et Ranvier.

L'idée générale qui ressort de ces classifications, c'est que, en regard de chaque tissu normal, existe une tumeur que l'on décrit. On ne s'occupe guère des transitions insensibles qui relient les tissus normaux entre eux, transitions qu'on pouvait pressentir entre les tumeurs correspondantes et qui existent réellement. A la vérité, Virchow abonde en détails, en quelque sorte philosophiques, sur ces transitions, mais ce n'est qu'accessoirement qu'il en parle; il le fait à propos de chaque espèce de néoplasmes dont le type domine sa description.

Nous devons dire dès à présent que notre travail a, en partie, pour objet l'étude de ces transitions : nous nous proposons d'établir que les éléments les plus simples, constitutifs d'un néoplasme, peuvent, par des modifications graduelles, aboutir à la forme la plus contradictoire en apparence, la plus *hétéromorphe*, pour nous servir de l'expression en usage; d'établir, en outre, que les éléments, en se groupant, constituent des tissus néoplasiques, des tumeurs, entre lesquelles se retrouvent encore des transitions ménagées.

Telle a été la conclusion des nombreux examens histologiques que nous avons faits dans le laboratoire. En voyant les éléments cellulaires ou autres, souvent si disparates en apparence, qu'on rencontre dans une tumeur, nous avons été amené à nous demander en vertu de quelle loi générale ils s'y trouvaient; s'ils n'avaient pas entre eux des liens de parenté qui pussent excuser leur présence dans une même masse de tissu; si leur réunion n'avait pas un air de famille, pour ainsi dire. C'est leur filiation, leurs points de contact que nous avons recherchés, et pour cela, il nous a fallu suivre une méthode inverse de celle qu'on avait employée jusqu'à présent.

Nous venons de voir, en effet, que la tendance générale est encore la recherche des types, la création d'un nouveau casier, si l'on nous permet cette expression, dans lequel chacun puisse ranger les cas qu'il observe journellement. Cette marche est d'ailleurs conforme à celle que suit toujours une science qui se développe ; on étudie d'abord les faits saillants qui frappent l'esprit. C'est un peu plus tard seulement que l'on s'aperçoit des vides à combler. Nous nous sommes, au contraire, appliqué à l'étude des faits accessoires qui relient les faits principaux les uns aux autres, nous pourrions dire que notre travail est destiné à la vérification, pour ce qui concerne les tumeurs du grand axiome : *natura non facit saltus*.

Ce n'est pas là le seul but que nous nous sommes proposé. Nous avons poursuivi la recherche de la manière dont les tumeurs se développent, et, afin d'y arriver, nous avons étudié les divers éléments dont elles se composent, ainsi que les métamorphoses qui peuvent survenir dans ces éléments. C'est ainsi que les aspects différents sous lesquels se présentent la cellule et la substance intercellulaire, ont été passés en revue. Puis, l'étude de certaines modifications, peu nombreuses et prévues, survenant soit dans la cellule, soit dans la substance intercellulaire, nous a donné la clef de nouvelles complications morphologiques, qui embarrassent souvent ceux qui entreprennent de voir par eux-mêmes. Enfin, lorsqu'on connaît quelques accidents dont il est possible qu'une tumeur, déjà compliquée, soit le siège ou la cause, on arrive, il est vrai après quelques difficultés, et non sans travail, à ne plus s'étonner d'observer dans un néoplasme des combinaisons d'altérations élémentaires dont la réunion semblerait, au premier abord, invraisemblable.

Nil mirari, lorsqu'il s'agit de tumeurs, est une prétention qu'aucun homme au monde ne peut avoir dans le temps présent. Tout au plus pouvons-nous espérer être utile à ceux qui en commencent l'étude, en leur présentant des considérations générales propres à leur faire interpréter et comprendre ce qu'ils verront. On ne doit donc pas s'attendre à trouver ici une classification.

Nous nous permettrons de faire remarquer que notre travail n'est basé que sur nos propres observations, sur ce que nous avons vu nous-mêmes. Les planches qui l'accompagnent reproduisent les cas que nous avons

eus sous les yeux et sont toutes inédites.
Nous les avons nous-mêmes dessinées d'après
nature.

Toutefois nous n'avons pas voulu nous en-
combrer de la description complète de nos
pièces, et nous nous contenterons d'en donner, en note, un résumé afin qu'on ne
puisse douter de leur authenticité. Notre
étude ne s'est pas faite sans un maître.
Nous devons nos plus vifs témoignages
de reconnaissance à M. le professeur Pierret qui, pendant quatre années passées sous
sa direction, n'a cessé de nous prodiguer
ses encouragements et les marques d'une
grande amitié. Nous tenons aussi à remer-
cier MM. les chefs de service qui ont bien
voulu mettre des pièces pathologiques à notre
disposition et nous permettre de nous en servir pour notre travail.

INTRODUCTION

Sommaire. — Müller. — Lebert et son ecole. *Cellule cancéreuse spécifique*. — M. Robin. — Individualité de développement des trois feuillets du blastoderme, d'après Remak. Rindfleisch. — Doctrine de la *substance conjonctive*. Virchow. MM. Cornil et Ranvier.

Objections à la conception de Remak : les trois feuillets blastodermiques ne sont pas individualisés à leur apparition ; origine de certains endothéliums dans le feuillet externe ; de certains épithéliums (franges synoviales), de l'ovaire et du testicule dans le feuillet moyen ; — rénovation des épithéliums dans le feuillet moyen.

Division du sujet : Etude de la cellule et de la substance intercellulaire, dans les tumeurs. Tumeurs *histioïdes* et *organoïdes*. — Métamorphoses et accidents.

La notion que Müller eut des tumeurs était très simple : un néoplasme correspondait toujours, par sa structure, à un tissu normal. Il existe pourtant des produits de nouvelle formation, tels que le cancer, le pus, dont il ne trouvait pas de type dans l'organisme : Müller les considéra comme des déviations pathologiques d'un élément cellulaire normal. « On supposa même qu'il existait une cellule normale, *organoplastique,* commune à tous les tissus organiques et dont les cellules pathologiques étaient une déviation. Ainsi les corpuscules cellulaires du pus, du cancer, etc., furent considérés comme des cellules normales modifiées dans leur forme, leur essence (1). »

Quelques années plus tard, les études de Lebert et de ses élèves, Broca, Verneuil, Follin, conduisirent à des résultats tout à fait opposés : « Elles ont contribué à établir la spécificité des éléments cellulaires des tumeurs. Ainsi, au lieu de voir dans la cellule du cancer, par exemple, un élément modifié, mais dont les modifications n'avaient aucun cachet qui la fît reconnaître, Lebert, et avec lui Broca, Verneuil, ont établi que cette cellule avait des caractères distinctifs, et que *chaque tumeur possédait des éléments corpusculaires spéciaux,* qui ne pouvaient être confondus avec ceux des autres tumeurs (2). » Pour l'école de Lebert, *l'élément cellulaire spécifique* constitue deux grandes classes de tumeurs : ou bien le tissu de nouvelle formation est semblable à un tissu normal du corps, et la tumeur est *homœomorphe;* ou bien le nouveau tissu n'a pas son analogue dans l'organisme et il s'agit alors d'une tumeur *hétéromorphe* où la *spécificité* de la cellule se montre d'une manière bien plus évidente encore. Les productions homœomorphes comprennent, entre autres, le *fibrome,* les *hypertrophies,*

(1) Follin, *Traité. élém, de path externe* t. I, p. 150.
(2) Follin *Ibid.,* p. 151.

notamment l'hypertrophie glandulaire ou *adénome,* *l'hétéradénome, le lipome, l'enchondrome, l'ostéome.* Dans les productions hétéromorphes se rangent : les *épithéliomes,* les *tumeurs fibro-plastiques,* les *tumeurs cancéreuses* ou *carcinomes.*

M. Robin est l'auteur d'une classification très complète des tumeurs (1). Mais nous pouvons lui faire un reproche : elle montre une tendance exagérée à l'analyse. Sauf les tumeurs formées par les *éléments du tissu lamineux* (2), où *la filiation entre les diverses variétés fibreuse, fibro-plastique, embryoplastique,* est établie par un maître autorisé, toute tumeur contenant quelque élément particulier constitue une *espèce* définie. Ainsi sont classées, comme *espèces* à part les tumeurs à *médullocelles,* à *myéloplaxes,* à *myélocytes.* M. Robin, adversaire déclaré de la doctrine de la substance conjonctive, considère également les néoplasmes adipeux, cartilagineux et osseux comme des *espèces* de son *Premier genre,* genre comprenant *les tumeurs formées par un tissu constituant* de l'organisme. M. Robin arrive ainsi au total de trente-quatre espèces de tumeurs, comprenant elle-même vingt-deux variétés.

La doctrine de la spécificité de la cellule cancéreuse dura presque sans conteste pendant une vingtaine d'années. Les travaux embryogéniques de Remak ont porté un premier coup à la doctrine de la cellule cancéreuse spécifique. Leur résultat fut la démonstration de

---

(1) *Dictionn. de Nysten.* Art. Tumeur.
(2) *Dict. Encycl. des scien. méd.* Art. Lamineux.

l'indépendance qui régit le développement des trois feuillets du blastoderme. Remak est arrivé à cette conclusion que les trois feuillets blastodermiques possèdent une individualité propre au point de vue des organes auxquels ils donnent naissance. Les deux feuillets extrêmes, l'externe et l'interne, produisent les tissus épithéliaux; le mésoderme produit les tissus de soutènement et de nutrition, c'est-à-dire le système vasculo-connectif, les tissus cartilagineux, osseux, musculaire, etc. Cette direction imprimée à chacun des trois feuillets se conserverait pendant toute l'existence; jamais le feuillet interne ou l'externe ne donneront naissance à un os, à du cartilage; on ne verra jamais non plus un organe épithélial se montrer dans le mésoderme. Ainsi que le fait remarquer M. Gross, « un des premiers auteurs qui essayèrent de donner une classification naturelle des néoplasmes est le professeur Rindfleisch. Sa classification est basée sur les lois du développement et de l'accroissement normaux des tissus et des néoplasmes (1). « Pour classer, dit Rindfleisch (2), les processus néoplasiques, la constitution histologique seule n'offre pas de points de repère suffisants. Il faut avoir recours à un principe plus général qu'on trouvera en établissant, avec beaucoup d'attention, un parallèle entre les néoformations pathologiques et physiologiques. » La tentative de Rind-

---

(1) Gross, *Soc. méd. de Nancy*. Séance du 29 juillet 1873. — *Revue méd. de l'Est. août* 1874.
(2) Rindfleisch, *Histologie pathologique.* 2ᵉ édition, p. 78.

fleisch, reproduite par M. Lancereaux (1), se rapporte
justement à la classification des tumeurs en celles de
nature conjonctive et celles de nature épithéliale, à
savoir : « 1° *les néoplasmes qui dépendent d'un développement et d'un accroissement irrégulier du
système vasculo-connectif, c'est-à-dire des éléments dérivant du feuillet moyen du blastoderme, et
2° celles dépendant d'un développement et d'un accroissement prépondérant des éléments spécifiques épithéliaux et glandulaires, c'est-à-dire des éléments des
feuillets externe et interne du blastoderme. Nous
avons donc des néoplasmes connectifs et des néoplasmes épithéliaux* (2). »

Les néoplasmes connectifs comprirent les *sarcome,
myxome, fibrome, lipome, enchondrome, ostéome;*
c'est-à-dire des tissus semblables à ceux que produit
normalement le mésoderme. La théorie des tissus
de la substance conjonctive avait montré les relations qui unissent entre elles les productions normales de ce feuillet ; ces mêmes données furent
appliquées à ses productions néoplasiques.

En 1845, Reichert, en effet, avait englobé, sous
cette dénomination *de tissus de la substance conjonctive* les tissus celluleux, fibreux, élastique, graisseux,
cartilagineux, osseux et bien d'autres. Il montra
que le rôle général de ces tissus est de servir de
soutènement aux organes, et de trame unissante interposée entre les éléments de ceux-ci. Il fit voir

(1) Lancereaux, *Traité d'Anat. path.*, t. I, p. 3o8.
(2) Gross, *Revue médicale de l'Est*, 1874.

comment ces tissus se modifient et se transforment
les uns dans les autres. Dans tous ces tissus, l'élément cellulaire est toujours le même : c'est la cellule embryonnaire qui ne subit de changement que
dans sa forme ; contenant une goutte de graisse
dans la vésicule adipeuse, s'entourant d'une capsule
dans le cartilage, prenant une forme étoilée et devenant, dans l'os, le corpuscule osseux. La substance
interposée aux cellules, dite *substance fondamentale*,
subit seule quelque changement dans sa nature chimique et son aspect histologique : gélatineuse d'a-
bord, elle augmente de consistance en restant transparente, dans le cartilage ; elle s'incruste de sels calcaires, devient dure et opaque dans l'os.

La théorie de la substance conjonctive fut complétée par les travaux de Donders et de Virchow
(1851). Leydig la mit en relief dans son *Traité d'anatomie comparée*. Claude Bernard l'adopta ; on trouve,
dans la seconde leçon de son ouvrage sur les *Propriétés des tissus vivants*, une série de planches dont
la dernière relative au tissu osseux, porte la légende
caractéristique de *tissu conjonctif ossifié*.

Née et édifiée à une époque où l'histologie était,
pour ainsi dire, encore dans l'enfance, cette théorie
a été, dans ses détails, passible de nombreux repro-
ches ; mais elle n'en a pas moins été généralement
admise. « Aujourd'hui, dit M. Ranvier (1), malgré
que l'on ait reconnu les erreurs sur lesquelles elle
s'appuie, on la conserve parce qu'elle est commode

(1) Ranvier, *Technique*, p. 327.

pour grouper dans un cadre commun un certain nombre de tissus qui ont, il est vrai, entre eux, beaucoup de rapports. »

De même on groupa sous le nom de *tumeurs de la série conjonctive,* toutes celles énumérées plus haut (sarcome, fibrome, etc.) Nous montrerons, dans les chapitres suivants, les connexions qu'elles ont entre elles et les modifications que subissent, d'une part, la cellule embryonnaire et, d'autre part, la substance intercellulaire pour les constituer. Cette tentative d'ailleurs n'est pas nouvelle ; depuis plusieurs années, tous les auteurs qui ont écrit sur les tumeurs se sont appliqués à établir que les mêmes transitions, les mêmes substitutions que l'on observe entre les tissus normaux de la substance conjontive, se retrouvent également entre les néoplasmes de la même série. Nous avons essayé seulement, pour ce qui les concerne, de le faire d'une manière plus complète.

Toujours est-il que la division des tumeurs en néoplasmes conjonctifs et néoplasmes épithéliaux est devenue la base des classifications les plus généralement admises, entre autres celles de Virchow et de MM. Cornil et Ranvier, celle de Birsch-Hirschirfeld. Virchow semble ne pas suivre un plan bien déterminé au point de vue de l'ordre dans lequel il décrit chaque espèce. Dans une première série, il range les néoplasmes qui se rapprochent le plus des types normaux, et il étudie successivement les *fibromes,* par lesquels il commence, puis les *lipomes, myxomes, chondromes* et, en dernier lieu, les *ostéomes.* Les *sarcomes* offrent à Virchow l'occasion d'entrer dans une seconde série. Pour lui, le sarcome est un néoplasme qui appartient, sans conteste, au groupe des tumeurs de la substance conjonctive ; mais ses analogies avec les tissus normaux sont moindres que dans les tumeurs de la première série. « Nous pouvons bien, dit-il, établir pour les tumeurs (sarcomes) un type général du développement histologique, mais nous ne sommes pas en état de trouver pour elles en particulier, parmi les tissus normaux, des analogies spéciales aussi parfaites que nous en avons rencontré dans les productions (fibromes, lipomes, myxomes, chondromes, ostéomes) dont nous avons parlé jusqu'ici (1). »

Mais si, dans ces dernières tumeurs « les cellules prennent par elles-mêmes un développement progressif, tant dans une direction en s'agrandissant considérablement, que dans une autre en augmentant en nombre » ; s'il se forme ainsi des néoplasmes conservant quelque ressemblance avec un tissu normal de la substance conjonctive, mais riche en cellules, on a affaire à un sarcome, et Virchow définit le sarcome « *une production dont le tissu appartient à la série des tissus connectifs et qui ne se distingue des espèces nettement tranchées des groupes du tissu connectif que par le développement prédominant des éléments cellulaires* (2). Ce que nous pouvons dire de la classification de Virchow s'arrête là ; les tumeurs

---

(1) *Path. des tum.*, t. II, p. 172.
(2) *Ibid*, p. 173.

épithéliales ne sont pas encore traitées dans son ouvrage. Nous n'avons pas à parler des tumeurs sanguines, séreuses, kystiques et autres qu'il étudie et qui ne rentrent pas dans ce qu'on est convenu d'appeler généralement une tumeur.

MM. Cornil et Ranvier dont le *Manuel* et les diverses publications ont servi de guide et de critérium en France, depuis une douzaine d'années, MM. Cornil et Ranvier serrent de plus près l'analogie des tissus néoplasiques avec les tissus normaux. Le tissu embryonnaire constitue, pour eux, un premier type auquel ils font correspondre le *sarcome*, avec raison. Puis ils étudient les tumeurs qui répondent au groupe des tissus de la substance conjonctive, les *myxomes, fibromes,* etc., et ils rangent le *carcinome* dans cette seconde série, à cause de son stroma conjonctif qu'ils regardent comme un élément caractéristique. Une troisième série comprend les tumeurs qui ont leur type dans des tissus organiques bien définis : le *myome*, le *névrome*, etc. Enfin les tumeurs ayant leur type dans le tissu épithélial, terminent cette étude *(épithéliomes, papillomes, adénomes, kystes)*.

Les nombreux examens de tumeurs que nous avons faits nous ont conduit à cette conclusion que la division des néoplasmes en connectifs et épithéliaux est trop radicale. Il nous a paru que les relations morphologiques et originelles, qu'ont entre elles les tumeurs connectives se poursuivent insensiblement jusqu'aux tumeurs épithéliales. Ces transitions se démontrent de deux façons, soit par l'existence de tumeurs constituant des types intermédiaires, soit par

les modifications insensibles qu'on observe dans un
même néoplasme suivant qu'on en examine les points
différents, correspondant à des parties nouvelles ou
anciennes. Bien plus, dans l'ordre normal, il est
reconnu aujourd'hui que Remak a été trop absolu
dans les conclusions qu'il a tirées de ses études
embryologiques ; il n'est pas vrai dans toutes les
circonstances, que les trois feuillets aient une individualité complète dans leur développement et leurs
productions. Nous allons rapporter quelques faits
qui démontrent ce que nous avançons.

Tout d'abord il n'est pas juste de prétendre que le
mésoderme n'ait pas de rapports avec les deux
revêtements ectodermique et entodermique, et nous
allons consacrer quelques pages à cette question,
qui est, pour nous, d'une très haute importance.

Ces rapports sont extrêmement étroits, pour ce
qui concerne du moins l'origine du feuillet moyen
que Remak lui-même fait dériver du feuillet profond,
sur le poulet. D'ailleurs, sur cette question d'origine
du mésoderme, les opinions sont extrêmement divisées, la plus grande confusion règne. His, Waldeyer,
Peremeschko, Götte, Balfour, Köster, Durante ont
émis chacun une idée différente, sur le lieu d'apparition du feuillet moyen. Kölliker qui fait autorité
en matière d'embryologie, le fait naître, à l'inverse
de Remak, dans le feuillet supérieur ou cutané (1).
Sans vouloir trancher cette question, on peut con-

(1) KÖLLIKER, *Embryologie. Traduction Schneider*, *1879*, p. 94 et
suivantes.

clure de cette multiplicité d'affirmations, que le
feuillet moyen nait probablement d'un des deux
feuillets épithéliaux du blastoderme, et que les trois
feuillets qui constituent celui-ci, loin d'être indé-
pendants les uns des autres, ont au contraire des
connexions étroites au point de vue de leur origine.

Les élèves de Remak pourraient répondre que
si l'étude de l'origine des trois feuillets n'est pas
favorable à l'idée de considérer chaque feuillet comme
jouissant d'une individualité particulière, on conviendra du moins que chaque feuillet fournit des
tissus et des organes qui lui sont propres, et qu'à ce
nouveau point de vue, cette individualité existe.
Les revêtements superficiel et profond ne produisent
que des tissus qui soient épithéliaux, chez l'adulte ;
le feuillet moyen ne donne naissance qu'à des tissus
de soutènement, à des organes de nutrition et de
locomotion. — Posée dans ces termes, nous ne
pouvons pas davantage accéder à la conception, à
la proposition de Remak. Voici ce que dit Kolliker :
« Quand Remak fit ressortir d'une façon si brillante,
le rôle des trois feuillets blastodermiques pour les
formations ultérieures de l'adulte ; quand il les pré-
senta, spécialement au point de vue *physiologique,*
comme des organes primitifs, chacun espéra qu'une
loi générale venait d'être formulée. Et pourtant
Remak reconnut déjà lui-même les lacunes et les
desiderata de sa description ; ils n'échappèrent
d'ailleurs à personne, mais on crut qu'on pourrait
combler ces lacunes par des observations meilleures ;
et, d'autre part, on se laissa aveugler par un grand

nombre de nouveaux points de vue généraux.

« Aussi s'écoula-t-il du temps avant qu'on s'aperçût enfin que les feuillets blastodermiques ne sont point le moins du monde des organes primitifs, tels que les recherches de Remak les avait fait supposer, et tels, dirai-je, qu'on les avait espérés. Mes idées actuelles, affermies par le temps et des expériences réitérées, sont que, des trois feuillets blastodermiques, un seul, l'entoderme, représente réellement un organe primitif doué d'une unité bien nette, n'engendrant que des tissus d'une seule sorte, que des organes d'une seule nature, savoir : des épithéliums et des organes épithéliaux (glandes du tube digestif). Quant aux deux autres feuillets, leur connexion génétique fait qu'ils ne peuvent être regardés à eux deux que comme un seul organe primitif, engendrant aussi bien des produits épithéliaux que tous les autres tissus et que des organes doués des propriétés physiologiques les plus différentes. Dès lors, il n'y a plus lieu d'être surpris que le *feuillet moyen produise aussi plus tard l'épithélium des reins primitifs et des glandes génitales, tout aussi peu que de voir le feuillet externe engendrer le système nerveux central,* et probablement encore d'autres produits de nature nerveuse... *Toutes ces considérations rendent irrésistible la conviction que la signification des feuillets blastodermiques n'est pas histologico-physiologique, mais morphologique. Si nous partons de ce fait que les cellules embryonnaires, telles qu'elles dérivent de la segmentation, sont toutes équivalentes, nous pourrons ériger en principe que les trois feuillets blastodermiques possèdent aussi en puissance la faculté de se transformer en tous les autres tissus, bien que par suite de conformations morphologiques particulières, cette faculté ne soit pas mise partout en exercice chez eux.*

« C'est ainsi que partout les cellules situées à la périphérie, prennent le caractère peu tranché de cellules de revêtement ou de cellules végétatives, tandis que celles plus profondément placées se transforment en éléments spéciaux sous l'influence capitale du développement du sang qui n'a lieu que chez elles (1).

Outre ces faits énumérés par Kolliker, il en est d'autres sur lesquels il convient d'insister. His, suivi en cela par Tiersch et par Rindfleisch, fait remarquer que si les feuillets externe et interne sont dévolus à la formation des épithéliums proprement dits (peau, muqueuse intestinale et leurs dépendances), le feuillet moyen possède lui aussi ses épithéliums, et ceux-ci sont nombreux. Ils constituent la couche de cellules plates qui revêtent les cavités séreuses (péritoine, plevres, péricarde), les vaisseaux sanguins et lymphatiques. His, venant au secours de Remak, trouve que ces épithéliums du feuillet moyen ont quelque chose de spécial et sont différents de ceux des muqueuses ; il leur donne le nom *d'endothéliums* pour les distinguer des épithéliums proprement dits. Or, cette différenciation n'est pas aussi tranchée que veut bien le dire His ; car il existe, dans l'état normal, des endothéliums, c'est-à-dire des revêtements de

(1) KÖLLIKER. Loc. cit : p. 405 et suiv.

cellules plates disposées sur une seule couche, qui dérivent soit du feuillet interne soit du feuillet externe. « L'amnios, par exemple, qui fait suite à l'épiderme de l'embyron (feuillet externe), est couvert de cellules lamellaires disposées sur deux couches (1) » ; sur deux couches, il est vrai, et non sur une seule, nous devons le reconnaître, mais l'amnios n'en est pas moins considéré comme une cavité séreuse. Il ne semble donc pas que la forme endothéliale soit particulière au revêtement des tissus qui dérivent du feuillet moyen.

Il n'est pas vrai non plus que la forme pavimenteuse stratifiée soit propre aux épithéliums émanés de l'ectoderme ou de l'entoderme. Nous pouvons en fournir des exemples d'ordre anatomique et d'ordre pathologique. Les franges synoviales des séreuses articulaires sont recouvertes de cellules épithéliales globuleuses, souvent disposées sur plusieurs couches, secrétant de la mucine, comme le font les glandes des appareils nés dans le feuillet interne ou blastoderme, tous caractères propres aux épithéliums des muqueuses. Les franges synoviales, comme tous les organes de l'appareil locomoteur, naissent dans le mésoderme. Dans l'ordre pathologique, il existe également des exemples frappants de ce fait que les épithéliums pavimenteux stratifiés peuvent provenir du feuillet moyen. C'est ainsi que les bourgeons charnus d'une plaie, qui proviennent de l'inflammation du tissu conjonctif sous-

---

(1) Farabeuf, *Cours d'histologie*, Leçon 7.

cutané, c'est-à-dire d'un tissu dérivé du feuillet moyen, se recouvrent d'un épiderme par transformation épithéliale de leurs cellules embryonnaires.

Donc, que l'on considère leur mode d'apparition, leur évolution ultérieure ou leurs produits, il est impossible de considérer chaque feuillet du blastoderme comme un être, un individu isolé, vivant de sa vie propre. Il en est encore de même en se plaçant à de nouveaux points de vue que nous allons examiner.

En se reportant à l'origine de l'embyron, on le voit naître de l'union de l'ovule et du spermatozoïde formés dans les glandes génitales mâle et femelle. Où naissent ces glandes, ovaire et testicule? D'où dérive, en définitive, le nouvel être?

Pour ce qui concerne l'ovaire, il y a discussion sur le lieu de sa première apparition. Toutefois, sur trois hypothèses, deux le font naître dans le feuillet moyen, et, pour être plus précis, nous ajouterons que His le place dans la lame fibro-cutanée du feuillet moyen, opinion la plus probable et qui est généralement admise. Sur un œuf de trois mois, l'ovaire fait saillie dans la cavité péritonéale, recouvert par la séreuse qui lui fournit une double enveloppe, dont une profonde, est de nature conjonctive ; l'autre superficielle, est constituée par la couche de cellules plates endothéliales du péritoine. Au moment où vont se former les follicules de Graaf, cet endothélium change d'aspect ; il devient plus volumineux ; chaque cellule, au lieu de s'étaler, prend une forme globuleuse, et l'organe est en somme recouvert d'une couche de cellules épithéliales se rapprochant davantage de la forme cylindrique. A cet état, il devient propre à former des germes, des ovules ; Waldeyer lui a donné le nom *d'épithélium germinatif.* C'est lui qui va former les follicules grafliens. Il le fait par le même mécanisme que celui qu'on observe dans la production des glandes annexes de la peau. Une dépression légère se dessine à la surface de l'ovaire, se creuse de plus en plus, tapissée par l'épithélium germinatif qui s'invagine en doigt de gant. Lorsque cette dépression est arrivée à sa profondeur voulue, le fond du cul-de-sac ainsi formé donne naissance à des culs-de-sac secondaires, de manière à constituer, pour ainsi dire, une glande tubulée à compartiments multiples, très analogues à une glande sébacée ou à une glande de l'estomac. Ce processus terminé, l'ouverture à la surface de l'ovaire se ferme; tout cet appareil est alors inclus dans la substance corticale ovarienne. A son tour, chacun des culs-de-sac terminaux se sépare, devient libre et forme une petite cavité tapissée par l'épithélium germinatif ; c'est alors un follicule de Graaf dans lequel se développe l'ovule. En dernière analyse, le follicule dérive donc de l'épithélium germinatif qui lui-même est né dans le feuillet moyen (endothélium péritonéal), et l'ovule inclus prend ainsi, en fin de compte, son origine dans le feuillet moyen.

Le testicule, de son côté, a la même origine moins contestée d'ailleurs, dans le même feuillet

moyen. Les deux facteurs mâle et femelle de l'embyron sont donc, en somme, des productions du
mésoderme. Leur rencontre, dans la trompe de
Fallope, donne naissance à un nouveau blastoderme dont les trois feuillets sont, par l'intermédiaire de l'ovule et du spermatozoïde, une production du feuillet moyen. Nouvelle raison de ne
pas admettre l'individualité des trois feuillets, telle
que la comprend Remak.

Les épithéliums n'ont point de vaisseaux. Qu'on
prenne la peau ou une muqueuse quelconque, ils
se nourrissent par imbibition, puisant dans les
liquides, lymphe et sang, du chorion, les matériaux
qui leur sont nécessaires. Or le chorion est un
tissu conjonctif né dans le mésoderme ; sans le mésoderme point de vie possible pour les épithéliums.
C'est sur lui qu'on voit apparaître les premiers ru-
diments du système circulatoire, avec l'aire vasculaire, les îlots de Wolf et Pander. L'organe central
de la circulation, le cœur, est lui-même formé par
la lame fibro-intestinale. Quand l'organisme est
complètement développé, le tissu conjonctif, que
nous savons émané du mésoderme, en est le grand
système nourricier par les vaisseaux sanguins et
lymphatiques qu'il contient.

Ce ne sont pas seulement leurs moyens d'existence, c'est aussi leur mode de renouvellement, que
les revêtements épithéliaux doivent au feuillet moyen.
Cette question de la rénovation des épithéliums est
encore sujette à discussion. M. Charpy (1) a généralisé

(1) CHARPY, *Lyon médical*, 1877.

la disposition observée par Lott (1) sur la cornée du bœuf, où l'on voit les cellules épithéliales naître d'une rangée de *cellules basales* implantées sur le basement-membrane de Bowmam ; ces cellules se renflent, du côté de leur surface libre, en une massue qui se sépare du corps de chaque cellule, par scission, et devient une cellule épithéliale. Chaque cellule basale bourgeonne indéfiniment et donne sans cesse naissance à une cellule épithéliale. Cette théorie n'est pas la plus généralement admise. C'est dans la formation des cicatrices de la peau qu'on peut le mieux étudier la manière dont se régénèrent les cellules épithéliales. Les cellules des couches profondes de l'épiderme paraissent jouer un grand rôle dans cette régénération : ainsi voit-on l'épiderme se reformer à la périphérie des plaies, sous forme d'une mince pellicule. Mais les corpuscules migrateurs des bourgeons charnus interviennent dans une très grande part à la reproduction des cellules épidermiques. Dans la cicatrisation sous-crustacée, des îlots d'épiderme naissent souvent au centre même de la plaie, et l'on ne peut admettre que des cellules du corps muqueux aient émigré des bords pour venir proliférer et se reproduire à la partie centrale. D'après les études de Reverdin (2) sur les greffes épidermiques il est démontré qu'une greffe ne prend pas si elle ne contient une certaine épaisseur du corps muqueux ; il est également dé-

---

(1) *Rollet's Untersuch.*, etc., et *Centralblatt*, 1875.
(2) Reverdin, *Arch. méd*, 1872.

montré que l'îlot de cicatrisation qui se développe autour de la greffe, n'est pas le résultat d'une prolifération épithéliale. On doit donc conclure que les cellules nouvelles proviennent de la transformation des cellules embryonnaires sous-jacentes sur lesquelles la greffe agit par une sorte d'action de présence. Enfin, les travaux de Biésiadecki(1) établissent péremptoirement cette transformation. Cet auteur a étudié les phénomènes de réparation qui se passent sur la membrane natatoire de la grenouille, dénudée par la production de phlyctènes artificielles. Il est arrivé à cette conclusion que les cellules embryonnaires les plus superficielles des bourgeons charnus s'aplatissent, prennent les caractères des cellules épithéliales et que cette transformation directe se montrant sur des cellules de plus en plus profondes, les différentes couches de la peau se reforment ainsi peu à peu. Donc, les éléments (cellules embryonnaires) émanés du feuillet moyen, contribuent à la formation des épithéliums de recouvrement ; il devient dès lors difficile d'admettre, avec Remak, que chaque feuillet du blastoderme ait, dès son apparition, une indépendance assez accentuée pour vivre isolément et donner naissance à des organes qui n'ont aucune ressemblance, aucune relation avec ceux que produisent les deux autres feuillets. A leur origine, les deux feuillets externe et interne sont confondus ; le moyen nait, quelques heures plus tard, de l'un ou de l'autre, pro-

---

(1), BIÉSIADECKI. *Untersuchungen aus dem Krakauer path. anat. Institut,* 1872.

bablement de l'externe, et leur fournit presque immédiatement à son tour, à eux et aux organes qu'il produisent, leurs matériaux de nutrition et de renouvellement. Dans les feuillets épithéliaux prennent naissance des tissus semblables à ceux du mésoderme et
réciproquement. Les deux facteurs, ovule et spermatozoïde, d'où tout dérive, sont des produits du même
organe, c'est-à-dire du mésoderme.

Partant, si, dans l'ordre de l'anatomie normale, la
conception de Remak est inadmissible, elle l'est également dans l'ordre anatomo-pathologique, et, pour
ce qui nous concerne, les tumeurs ne sauraient désormais plus être divisées en deux grandes classes très
différentes : d'une part, *en tumeurs ayant leur type
dans un des tissus qui composent le grand système
conjonctif ;* et, d'autre part, *en tumeurs ayant leur
type dans le tissu épithélial.*

Pour les tumeurs, comme pour les tissus normaux,
la cellule est l'élément le plus important à considérer ; elle est le point de départ de toute étude sur
les néoplasies. La cellule doit être envisagée à divers
points de vue : (*a*) son *origine* et ses *modes de formation* sont les premières choses à examiner ; puis (*b*) les
formes diverses qu'elle affecte dans les tumeurs doivent être passées en revue. L'étude de la morphologie des cellules est certainement le point capital de
la question. Nous avons vu quelle importance l'école
de Lebert attribuait à la forme de l'élément cellulaire
dans la détermination d'une tumeur, et que de cette
importance, était née la doctrine de la *cellule cancé-*

reuse spécifique; nous sommes à même d'établir que la spécificité non seulement n'existe pas, ce qui est généralement admis aujourd'hui, mais encore qu'en partant de la forme la plus simple que peut présenter la cellule, la forme embryonnaire par exemple, on peut, en remontant toute l'échelle des tumeurs, arriver aux formes cellulaires les plus éloignées des types normaux, les plus *atypiques*, en passant par des degrés presque insensibles.

Il est enfin un troisième point de vue auquel on doit se placer ; il s'agit (c) des *moyens de nutrition* de la cellule. Or ceux-ci lui arrivent par l'intermédiaire de la substance fondamentale dans laquelle elle est plongée ; ce n'est donc plus la cellule à proprement parler mais plutôt la substance intercellulaire qu'on vise dans cette étude des moyens de nutrition. Nous verrons dans les chapitres suivants que la substance intercellulaire joue un rôle considérable, par ses différents aspects morphologiques, dans la détermination d'un grand nombre de tumeurs.

De même que les tissus organiques sont simples ou composés, de même les tumeurs peuvent être divisées en *simples*, c'est-à-dire constituées par un seul tissu, et *composées* ou formées par la réunion de plusieurs tissus ; cette distinction équivaut à celle de Virchow qui admet des néoplasmes *histioïdes* et *organoïdes*. Les deux éléments, *cellule* et *substance intermédiaire*, sont nécessaires pour constituer un tissu, et les tumeurs histioïdes ne représentent, en somme, qu'un tissu simple. Le sarcome, le fibrome, le myxome, l'enchondrome, sont constitués sur ce type ; la substance intermédiaire y sert de soutien et de moyen de nutrition en ce sens qu'elle transmet les matériaux d'assimilation qu'elle puise dans le sang. Toutes les tumeurs de la série connective, qui correspondent à des tissus normaux *simples* sont des tumeurs histioïdes. Les termes de tumeurs *histioïdes* et de tumeurs *conjonctives* doivent être considérés comme synonymes.

D'autres tumeurs sont, au contraire, composées de deux tissus : ce sont celles que Virchow appelle *organoïdes*. L'épithéliome en est un exemple : il est constitué par un tissu épithélial formant des amas, des lobules, séparés par des travées formées par un autre tissu, qui est du tissu conjonctif. Le premier de ces deux tissus comprend un élément cellulaire, cellules épithéliales ou épithélioïdes séparées les unes des autres par une substance intercellulaire souvent réduite au rôle de simple ciment ; le second comprend un élément cellulaire, ce sont les cellules conjonctives appliquées sur une substance intercellulaire représentée par des faisceaux conjonctifs. Cette structure est semblable à celle d'un *organe* quelconque (glandes, muscles) dont l'élément spécial (cellules épithéliales, fibres musculaires) est soutenu par un tissu complet d'où le nom d'*organoïdes* que Virchow applique aux néoplasmes ainsi constitués, tels que le carcinome et l'épithéliome.

Les deux éléments, cellule et substance intermédiaire, qui entrent dans la constitution des tumeurs, peuvent être, isolément ou ensemble, le siège de métamorphoses diverses ; ils peuvent devenir graisseux ou colloïdes, subir les métamorphoses osseuse, ou calciaire ou mélanique.

Telles sont les particularités que nous aurons à étudier. Dans un premier chapitre, nous passerons en revue l'origine et les formes variables de l'élément cellulaire et nous nous appliquerons à établir que, du néoplasme le plus simple, (sarcome embryonnaire) aux néoplasmes les plus élevés, (épithéliome et carcinome), l'élément cellulaire passe par des modifications graduelles. Nous en conclurons que, au point de vue de leur morphologie, il n'est pas nécessaire de diviser les tumeurs en deux grandes classes : les tumeurs *conjonctives* et les tumeurs *épithéliales*. Cette démonstration sera complétée dans notre second chapitre où nous espérons montrer que les processus d'évolution sont les mêmes dans l'épithéliome et le carcinome.

Puis nous passerons à celle des métamorphoses graisseuse, colloïde, etc., qui peuvent survenir soit dans les cellules, soit dans la substance intercellulaire.

Enfin nous dirons quelques mots des accidents locaux et généraux dont les tumeurs sont le siège ou la cause.

CHAPITRE I

De la cellule dans les tumeurs

Sommaire. — Origine de la cellule dans les tumeurs. — *Cellules-mères*. — Cellules embryonnaires et *cellules-filles* — Modifications graduelles de forme de la cellule dans les tumeurs conjonctives, et dans les sarcomes, myxomes, fibromes, gliomes, enchondromes, ostéomes. — Tumeurs dites épithéliales. — Cellules cancéreuses. — Description succincte du carcinome et de l'épithéliome. — Lois de transition entre les tumeurs conjonctives et les tumeurs épithéliales : 1° le carcinome constitue une transition entre les tumeurs conjonctives et les épithéliomes ; 2° l'endothéliome constitue une transition du même genre. — Identité possible des épithéliums malpighiens et des cellules conjonctives, d'après les travaux de M. Ranvier. — Carcinome.

Comment naissent et se multiplient les cellules dans les néoplasmes ? Plusieurs théories sont en présence : celle du *blastème*, celle de la *prolifération cellulaire* qui comprend aussi la théorie de la *formation endogène.*

Le fait d'une prolifération cellulaire n'est pas douteux ; il s'observe avec la plus grande facilité sur toutes les tumeurs de la série conjonctive, et sur bon nombre de tumeurs glandulaires, c'est-à-dire épithéliales. Toutefois, dans ces dernières, il est plus fréquent de trouver les culs-de-sac, qui normalement ne présentent qu'une couche épithéliale revêtant la paroi, sur la mamelle par exemple, il est plus fréquent de trouver les culs-de-sac remplis d'une substance amorphe, granuleuse, parsemée de noyaux, non divisée en cellules (fig. 10). La constatation de ce fait est plus favorable à l'idée de la formation d'un blastème, d'un exsudat qui remplirait la cavité du cul-de-sac, deviendrait ensuite granuleuse et serait enfin le siège d'une genèse de noyaux au sein de sa masse ; celle-ci subirait plus tard un clivage plus ou moins complet. Mais nous devons reconnaître que, d'une manière générale, l'apparition de la substance interposée entre les noyaux est postérieure à l'apparition de ces derniers. Il nous est donc impossible de nous prononcer pour ou contre la théorie du blastème ; mais, d'après l'observation des faits, il est permis de la croire fondée dans une certaine mesure.

On regarde généralement comme le résultat d'une *formation endogène*, la présence d'un nombre plus ou moins grand de noyaux dans une masse de protoplasma, la formation des cellules-mères, en un mot. Il y a plutôt là, croyons-nous, le fait d'une prolifération par segmentation, de noyaux qui secrètent au fur et à mesure de leur production, la substance protoplasmique qui les entoure ; ainsi sur la figure 10, on voit un noyau volumineux, en bissac, sur le point de se segmenter complètement ; il est entouré d'une masse protoplasmique plus volumineuse que celle des autres cellules voisines uninucléées.

Peut-être cette interprétation serait-elle applicable au cas, cité plus haut, de culs-de-sac glandulaires ou de tube d'épithélioma remplis de substance granuleuse et nucléée, sans traces de division en cellules.

On pourrait être tenté de considérer encore comme exemple de formation endogène, le cas suivant que l'on observe quelquefois ; dans une cellule-mère sont enclavées une ou plusieurs cellules polygonales, d'aspect épithélial, contenant un noyau, dont les contours sont bien dessinés par un espace linéaire et vide. On pourrait croire alors à la formation d'une cellule épithéliale dans une autre cellule. Généralement, il ne s'agit là que de cellules-mères, sur le point de se désagréger en cellules-filles, par la production de plans de clivage autour de chaque noyau, et il peut arriver, par exception, que ce processus de dissociation soit plus avancé vers le centre que vers la périphérie de la plaque-mère : d'où peut naître l'aspect que nous venons de décrire.

Ces cellules-mères dont nous parlons ont, en miniature, la constitution des bourgeons charnus. Ces derniers, en effet, en laissant de côté les vaisseaux, sont constitués d'une masse finement granuleuse contenant de nombreuses cellules embryonnaires ; la même définition peut se rapporter aux *cellules-mères, cellules gigantesques, cellules géantes*, des auteurs : il n'y a d'autre différence que celle du petit au grand. Ces éléments semblent n'être que des réunions de noyaux dans un protoplasma non divisé en cellules, dans une substance dont chaque noyau ne s'est pas encore approprié sa part.

Ici se place une discussion importante sur la nature de l'élément cellulaire qui a reçu le nom de *myéloplaxe, cellule-mère, cellule gigantesque, cellule géante.*

J. Müller et Rokitansky sont les premiers qui en aient parlé. Ils avaient observé ces formes cellulaires dans les sarcomes, les enchondromes et les considéraient comme une *cellule-mère* unique dont les noyaux, en se séparant, constituaient ensuite des cellules-filles. Telle est aussi l'opinion de Virchow, de MM. Cornil et Ranvier.

MM. Robin et Eugène Nélaton les ayant constatées à la fois sur les os et les tumeurs osseuses, en font un élément propre à celles-ci. Paget leur accorde la même signification et donne aux tumeurs osseuses qui en présentent le nom de *myeloïd-tumors.*

Plus récemment on a décrit, dans la tuberculose, la morve, la syphilis, sous le nom de *cellules géantes,* des éléments que l'on n'a tout d'abord pas comparés aux véritables myéloplaxes de Robin. En effet, les *cellules géantes* des diathèses diffèrent des plaques à noyaux multiples, par leur tendance à subir des dégénérescences regressives, tandis que les *cellules-mères* des néo-formations inflammatoires ou néoplasiques tendent continuellement à produire des cellules embryonnaires.

Disons encore que Leboucq (de Gand, 1876), MM. Malassez et Monod, ont trouvé des éléments de même nature qui semblaient présider à la formation de vaisseaux sanguins. Ces deux derniers auteurs

ont décrit, dans une tumeur, des myéloplaxes s'anastomosant les uns avec les autres, présentant de
véritables pointes d'accroissement, ayant un protoplasma assez grossièrement granuleux, des noyaux
ovoïdes à gros nucléoles, des vacuoles, voire même
des cavités remplies de globules sanguins, en un mot
des éléments semblables aux cellules et aux éléments
vaso-formateurs. Pour MM. Malassez et Monod, ce
sont là des vaisseaux incomplètement développés. Il
est possible, ajoutent-ils, que tout ce qu'on a appelé
des cellules-mères, géantes, myéloplaxes, soient des
éléments incomplètement développés, mais ils n'admettent pas comme démontré que ces éléments soient
tous de même nature histologique : les cellules-mères
ou plaques à noyaux multiples, observées dans les
tumeurs, correspondent le plus souvent à un mode
de formation des cellules embryonnaires. Bientôt, la
substance fondamentale se divise par des incisures ;
des plans de clivage se forment autour de chaque
noyau ; le tout constitue alors une accumulation de
cellules embryonnaires libres, composées chacune
d'un protoplasma contenant un noyau nucléolé.

Nous ajouterons que les myéloplaxes et autres
éléments semblables se rencontrent non-seulement
dans les états embryonnaires du tissu conjonctif
(bourgeons charnus, cavités séreuses, tumeurs
osseuses), mais aussi dans ceux du tissu éphithélial.
Dans les *épithéliomes tubulés,* que l'on considère
généralement comme une forme embryonnaire des
néoplasmes épithéliaux, il est fréquent d'observer
des tubes relativement très petits dont le contenu est

formé d'une masse de protoplasma parsemée de noyaux. Il est souvent difficile, dans ce cas, d'établir une différence entre ces masses épithéliales embryonnaires et les éléments décrits comme des myéloplaxes, des cellules géantes viables, etc; et la présence d'éléments de même nature, à la fois dans les tumeurs conjonctives et les tumeurs épithéliales, nous fournit une occasion nouvelle de faire observer les analogies qu'ont entre elles ces deux classes de tumeurs.

Nous venons d'étudier la cellule embryonnaire en elle-même. Voyons maintenant quelles modifications elle peut subir et les aspects sous lesquels nous allons la retrouver, soit dans les différentes sortes de tumeurs, soit dans les tissus normaux qui servent de types à celles-ci.

Lorsque nous aurons achevé cette étude, il deviendra facile de comprendre la complexité fréquente des tissus qui entrent dans la composition d'un néoplasme, en se disant qu'ils dérivent tous de la cellule embryonnaire. L'important est donc de montrer les transitions qui conduisent insensiblement aux types parfaits.

Sans changer notablement de forme, la cellule embryonnaire peut se présenter sous des volumes très variables, tout en restant sensiblement arrondie ou très légèrement ovalaire. Elle se rencontre avec cette variété de volume dans les sarcomes dits *encéphaloïdes,* mot qui rappelle leur apparence macroscopique ; sarcomes mieux nommés *embryonnaires* ou *embryoplastiques,* d'après leur constitution histologique (fig. 1). Un certain nombre d'auteurs, parmi lesquels Virchow et Rindfleisch, ont tenu compte du volume différent des éléments qui forment ces tumeurs; il les ont appelées *sarcomes globo-cellulaires,* voulant indiquer par là que leurs cellules sont arrondies, et les ont divisées en sarcomes à *grandes*

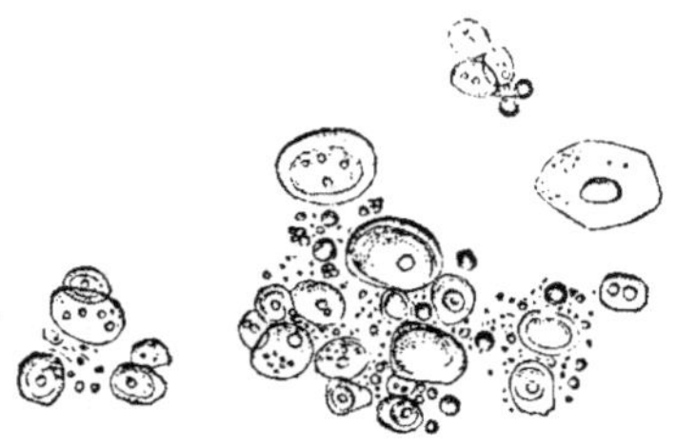

Fig. 1. (1) — Sarcome globo-cellulaire à grandes et à petites cellules. — Granulations moléculaires libres constituant, en partie, la substance intercellulaire. — Dissociation. — Ocul. 3, Obj. 7 (2).

et à *petites* cellules. Cette division et un peu arbitraire, car, en réalité, toutes les dimensions peuvent s'observer sur les cellules de la même tumeur; il y a seulement prédominance plus ou moins marquée d'éléments globo-cellulaires de grand ou de petit volume.

Nous rappellerons qu'un sarcome globo-cellulaire peut sembler n'être constitué que par des noyaux libres; ce n'est là qu'un accident de préparation. Lorsqu'on se borne à un examen par raclage, surtout vingt-quatre heures après l'extirpation, le proto-

(1) Dû à l'obligeance de M. A. Carrier. 1880.
(2) Tous nos examens ont été faits avec des objectifs et des oculaires de Vérick.

plasma qui entoure ces noyaux est détruit au point de les laisser complètement isolés. Mais que de petits fragments soient plongés dans l'alcool au tiers ou dans le liquide de Müller, et qu'on en fasse avec soin, une dissociation ou des coupes, on retrouve toujours des cellules embryonnaires complètes, c'est-à-dire des noyaux entourés de leur protosplasma. Dans ces cellules, le noyau et le protoplasma peuvent former des combinaisons à l'infini, suivant leurs dimensions réciproques. Ainsi un noyau petit, de 0,004 de millimètre environ, entouré d'une mince zone protoplasmique, formera une petite cellule, tandis qu'un gros noyau, de 0,010 à 0,014 de millimètre, granuleux, muni de deux ou trois nucléoles, ne correspondra encore qu'à une faible quantité de protoplasma. Ailleurs ce dernier l'emportera considérablement sur les dimensions du noyau ; ou bien une grosse cellule pourra être formée à la fois d'un noyau et d'un protoplasma volumineux. Il n'y a aucune règle fixe à cet égard.

Peu à peu les cellules embryonnaires s'écartent de leur type primitif et alors apparaissent, non plus des modifications de volume, mais surtout des changements de forme. Des exemples de ces transitions insensibles existent dans le tissu conjonctif normal en voie de développement, ainsi que dans l'organisation du tissu de granulation (bourgeons charnus). Pour nous en tenir aux tumeurs, il nous faut entrer maintenant dans la description d'une variété de sarcome dite *sarcome fasciculé* ou *fibroplastique*. Les cellules y sont franchement allongées et fusiformes ; chacune correspond, par sa partie renflée ou ventre, à l'extrémité effilée de cellules voisines. Leur noyau est plus ou moins ovoïde, à un ou deux nucléoles ; leur protoplasma est légèrement granuleux, elles sont unies par un ciment intercellulaire, en général très peu abondant. Il ne faut pas croire toutefois que ces cellules communément désignées, depuis Lebert, sous le nom de corps *fibro-plastiques,* arrivent d'emblée à des formes bien différenciées ; d'après leur âge et leur organisation, on peut distinguer entre elles plusieurs degrés dont nous allons indiquer les principaux.

A un premier degré, le corps fibro-plastique diffère très peu de la cellule embryonnaire. Le noyau est encore arrondi ; il retient seulement aux deux extrémités d'un de ses diamètres, une petite quantité de protoplasma clair qui se termine par une pointe encore sensiblement mousse et non pas effilée. Il semble, pour mieux dire, que le protoplasma se soit aggloméré aux deux extrémités d'un des diamètres du noyau de manière à donner à l'élément total une forme allongée. La longueur est de 0,010 de millimètre environ, et plus, sur 0,005 à 0, 010 de mill. de large ; de sorte que les dimensions longitudinaires l'emportent de deux à quatre fois sur les transversales. Ce n'est pas encore là le véritable corps fibro-plastique.

A un degré plus avancé d'organisation (fig. 2) on se trouve en présence de la forme à laquelle on donne ce nom. La cellule est alors beaucoup plus allongée que précédemment; ses extrémités sont effilées en pointes;

elle a de 0,010 à 0,100 mill. de long sur 0,010 à
0,020 de large ; le noyau est allongé et ovoïde ; le
protoplasma devient granuleux. Enfin, dans les sarcomes fasciculés avancés en âge, l'élément cellulaire
est encore plus allongé (fig. 2) ; il contient un ou

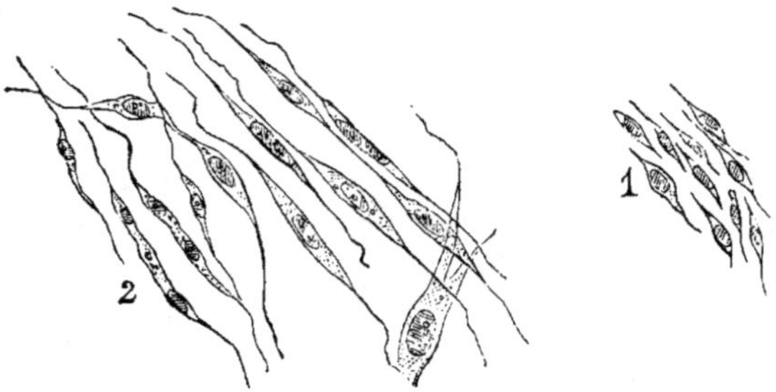

Fig. 2. — 1. Second degré de la forme fuso-cellulaire ou fibro-plastique (1). — Ocul. 1, Obj. 3.
2. Éléments fuso-cellulaires ou fibro-plastiques proprement
dits (2). — Ocul. 1, Obj. 3.

plusieurs noyaux ; ses deux extrémités donnent naissance à des pointes effilées. « Sa longueur est si
énorme, dit Rindfleisch, qu'à un grossissement de
200, leurs deux extrémités sont encore séparées par
trois fois le diamètre du champ du microscope. (3) »
Pour notre part, nous n'en avons jamais trouvé d'aussi

(1) Dû à l'obligeance de M. le professeur agrégé D. Mollière. —
Femme de 38 ans. Tumeur de l'extrémité supérieure de l'humérus.
Désarticulation le 27 oct. 1880. Récidive trois mois après. Mort.
Généralisation aux poumons sous forme de nodules de consistance
cartilagineuse.
(2) Préparation fournie à M. le professeur Pierret par M. Pitres.
Fait partie de la collection du laboratoire d'Anatomie pathologique.
(3) Rindfleisch, *Traité d'histologie path.*, p. 140.

longs. Assez souvent les pointes sont assez nombreuses, assez développées, anastomosées avec celles
des cellules voisines, pour que, la forme en fuseau
dominant cependant, la cellule ait un aspect étoilé.

Lorsque les corps fibro-plastiques sont serrés les
uns contre les autres, ils ne restent pas cylindriques ;
chacun d'eux joue, par rapport à ses voisins, le rôle
des faisceaux lamineux sur leurs cellules de recouvrement, dans certaines variétés du tissu conjonctif. On
sait que, sur les tendons, les faisceaux parallèles sont
très rapprochés et compriment les cellules qui les
recouvrent. Celles-ci, pour trouver leur place, envoient entre eux des prolongements de leur protoplasma sous forme d'ailes membraneuses ; de sorte
qu'une cellule peut présenter trois ou quatre de ses
ailes et qu'ainsi naissent ce qu'on appelle des crêtes
d'empreinte. Il en est de même pour les éléments du
sarcome qui se déforment, s'aplatissent, prennent des
crêtes d'empreinte par suite de la pression réciproque qu'ils exercent les uns sur les autres. Cette disposition s'observe surtout dans une sorte de tumeur
sur laquelle les auteurs ne sont pas d'accord quant à
la place qu'il convient de lui assigner dans la classification ; les uns, MM. Cornil et Ranvier entre autres,
la rangent parmi les sarcomes (*sarcome angio-lithi-
que*), d'autres, avec M. Robin, la désignent sous le
nom d'*épithélioma des séreuses* ou encore *endothéliome*. Cette tumeur ressemble, en effet, par places,
à du sarcome fasciculé ; en d'autres points, à de l'épithéliome, et nous verrons qu'elle est une forme de
transition entre ces deux espèces si différentes. Il

nous suffit, pour le moment, d'avoir signalé l'aspect aplati et légèrement membraneux que peuvent présenter les cellules même du sarcome fasciculé.

Il est une remarque qu'il importe de faire. C'est que le corps fibro-plastique n'est pas toujours fusiforme, bien que ce soit là l'aspect dominant. La masse centrale de protoplasma, qui entoure le protoplasma, envoie souvent un ou deux prolongements supplémentaires qui donnent à la cellule un aspect stellaire. Cette forme est une transition, un passage à la forme rayonnée dont nous parlerons tout-à-l'heure. Elle s'observe sur un grand nombre de tumeurs mixtes, à la fois sarcomateuses et myxomateuses; sur une même préparation, on peut trouver des parties composées de corps fibro-plastiques, aux limites desquelles s'observe cette forme stellaire qui, en s'accentuant de plus en plus, aboutit progressivement à des parties constituantes de myxome pur (fig. 3-2).

Enfin, dans certains sarcomes, les cellules se présentent avec des caractères qui ne permettraient guère de les distinguer de celles du carcinome; c'est lorsqu'elles sont globuleuses, à grandes dimensions, à noyaux très volumineux ; lorsqu'elles ont un nombre variable de prolongements, ou bien sont arrondies et affectent, en un mot, des formes très diverses sur la même préparation. Pour faire le diagnostic anatomique, on ne peut s'en tenir aux simples renseignements fournis par le raclage, sinon l'on risque fort de commettre une erreur. Comme pour la plupart des tumeurs, il faut pra-

tiquer des coupes qu'on examine à un grossissement
assez faible (150 diamètres), et l'on doit alors tenir
compte surtout de la disposition générale, de l'arrangement de l'élément cellulaire, et surtout de l'état de
la substance intermédiaire qui fournit alors les indica-
tions les plus précieuses. « Il n'y a aucun problème
plus difficile à résoudre dans l'onkologie que celui de
distinguer, dans certaines circonstances, le sarcome
médullaire globo-cellulaire et le carcinome... (1). »

« L'analogie des sarcomes médullaires est très
grande, et l'examen doit naturellement d'autant plus
rencontrer d'obstacles, s'il est vrai, comme je l'ai
énoncé, qu'il y ait des *formes mixtes de carcinome et
de sarcome*. Si, en certains endroits des sarcomes, le
développement cellulaire s'effectue si rapidement
qu'il ne se forme plus de substance intercellulaire, et
si les cellules prennent dans leur développement ulté-
rieur, un caractère épithélial, il se produira un carci-
nome.Mais tant qu'il se forme encore de la substance
intercellulaire, et tant que les cellules conservent le
caractère du tissu connectif, on ne devrait parler que
de sarcome (2). »

Après la forme en fuseau, prenant parfois l'aspect
légèrement étoilé, la forme la plus accusée est celle
des cellules *étoilées* proprement dites. Ce nouvel aspect se rencontre dans un grand nombre de tumeurs;
nous allons l'étudier maintenant, en comparant tou-

(1) Virchow, *Path. des tum.*, t. II, p. 197.
(2) Virchow, *Ibid.*, p. 210.

jours autant que possible d'après nos pièces, l'état normal au pathologique, et en montrant les transitions insensibles qui existent entre ces deux états.

Le tissu normal le plus simple où l'on puisse étudier la forme étoilée de l'élément cellulaire est le *tissu muqueux* dont on peut prendre pour exemple le cordon ombilical, dans sa portion appelée la *gélatine de Wharton*. Les cellules y sont constituées par des amas de protoplasma granuleux, pourvus d'un gros noyau vésiculaire et présentant plusieurs prolongements. Ceux-ci, dirigés dans tous les plans, se continuent avec ceux des cellules voisines. Ainsi se forment des mailles dont les nœuds, pour ainsi dire, sont occupés par les cellules, mailles se présentant dans tous les sens et dans tous les plans. Tous les vides sont comblés par une substance intercellulaire de nature albuminoïdè, contenant beaucoup de mucine qui a valu au tissu son nom de *tissu muqueux*, et dont la consistance est très molle.

Or, il existe un néoplasme, le *myxome*, dont la description répond exactement à celle du tissu muqueux que nous venons de donner ; nous ne la reprendrons donc pas.

Les cellules étoilées du myxome peuvent être grandes et petites. Les figures 3 et 4, dessinées toutes deux au même grossissement, sont des exemples comparatifs de ces deux dimensions. (Voir ces figures pages 49 et 5o.)

Il est fréquent de trouver, dans une tumeur, des transitions entre l'état embryonnaire et la forme étoilée. La figure 4 nous montre ces transitions ; dans un

endroit, ces cellules disposées de manière à constituer
une travée, sont arrondies ou ovoïdes, embryonnaires,
semblables à celles du sarcome globo-cellulaire; à

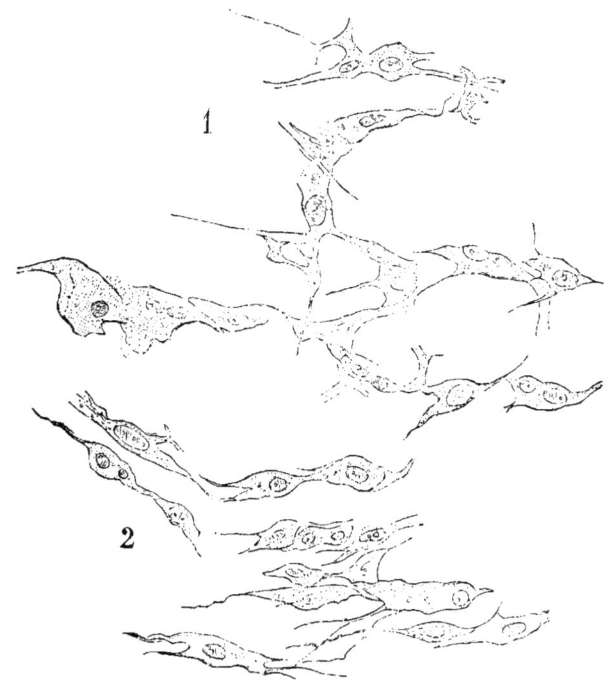

Fig. 3 (1). — Myxome à grandes cellules. — 1, myxome proprement dit
2, cellules ayant conservé un caractère *endothélial*, à rapprocher de
la fig. 8, c. — Ocul. 1, Obj. 7.

côté, sont des cellules fusiformes, puis enfin viennent
des éléments étoilés de myxome.

Telles que nous les montre cette figure, les cellules
ne diffèrent pas sensiblement, quant à leur forme et

(1) Service de M. le docteur Cordier. Salle St-Louis. Opération
21 oct. 1880.

leur disposition, de ce qu'elles sont dans le tissu conjonctif lâche. On sait, depuis la description qu'en a donnée M. Renaut, que celui-ci est constitué par de grandes cellules étoilées dont les prolongements anastomosés forment des mailles parcourues par des faisceaux lamineux ondulés, par des fibres élastiques et des cellules migratrices de la lymphe. Ce n'est donc pas dans la forme ni dans l'arrangement de l'élément cellulaire qu'il faut chercher la caractéristique du

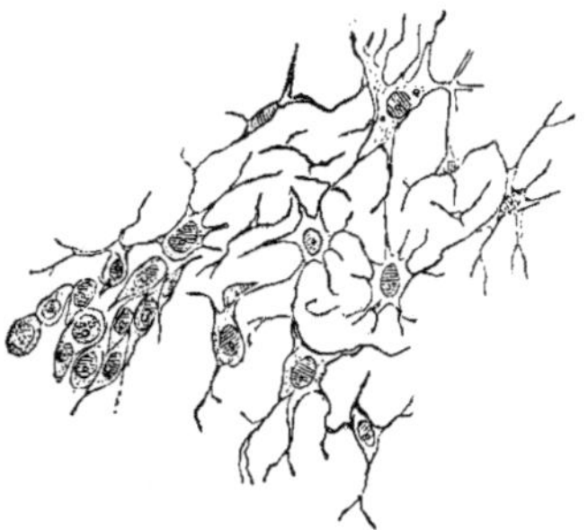

Fig. 4 (1). — Myxome à petites cellules. Éléments embryonnaires et étoilés. — Ocul. 1, Obj. 7.

myxome, mais dans la structure de la substance interposée à l'élément cellule : substance *muqueuse* dans le myxome. Cette substance est représentée dans le tissu connectif par des fibres lamineuses ou élastiques et par le liquide interposé aux cellules.

Cette remarque est d'une application bien plus im-

(1) Tumeur de la parotide. Collection de M. le profes. Pierret.

médiate encore s'il s'agit du fibrome. La figure 5 représente un polype naso-pharyngien extirpé par
M.D.Mollière, en 1880.Nous en avons coloré les coupes par le picro-carmin et nous les avons traitées par
l'acide formique qui partage, avec l'acide acétique et
les acides végétaux faibles, la propriété de dissoudre
et de faire disparaître les faisceaux lamineux. Nous
avons ainsi isolé l'élément cellulaire et il s'est pré-

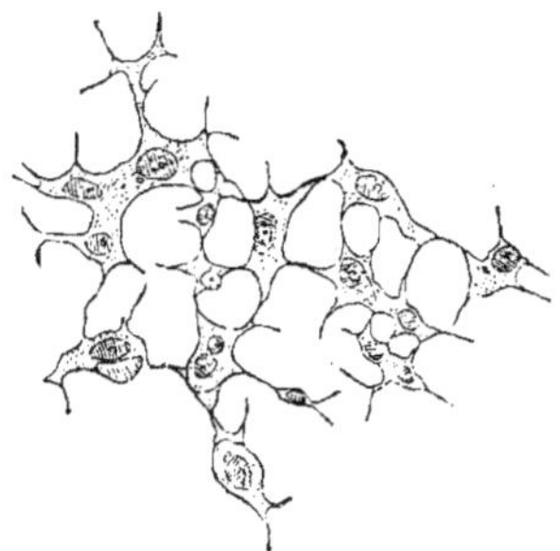

Fig. 5 (1). — Fibrome traité par l'acide formique qui a dissout les fibres
conjonctives et mis les cellules en évidence. — Ocul. 1, Obj. 7.

senté avec les mêmes caractères que dans les figures
3, 4, qui sont des exemples de myxome. Ce sont là
deux tumeurs bien différentes où la cellule se présente
sous le même aspect. Ce n'est donc pas elle qui ser-
vira à caractériser ces tumeurs : l'on tiendra un plus
grand compte de la substance intermédiaire muqueuse
dans un cas, fibreuse dans l'autre, et, dans ce dernier
cas, les caractères vrais des cellules se trouvent mas-

---

(1) Polype fibreux naso-pharyngien. Extirpation le 14 déc. 1880.
Service de M. D. Mollière.

qués par l'état même de la substance intercellulaire qui aplatit plus ou moins les cellules.

Bien que nous plaçant à un point de vue différent, nous n'avons pas lieu de nous étonner, la structure histologique du fibrome étant connue, que Rindfleisch ait cru devoir le placer à côté du sarcome fasciculé. La différence de conception vient de la théorie qui fait naître les fibrilles conjonctives de la cellule fibro-plastique par allongement de celle-ci, et nous avons vu, en effet, que le sarcome fibro-plastique peut avoir des cellules un peu étoilées. Le fibrome n'est qu'un degré plus marqué de cette forme. Toutefois, il n'est pas actuellement démontré que cet allongement puisse aller jusqu'à produire une ou plusieurs fibrilles. On admet plutôt actuellement, comme nous avons eu déjà occasion de le dire, que la formation des faisceaux connectifs fibrillaires est parallèle à celle des cellules et s'opère en dehors de ces dernières, par conséquent dans la substance intermédiaire. Messieurs Cornil et Ranvier décrivent le fibrome immédiatement après le myxome : ces deux tumeurs ont la même disposition en ce qui concerne l'élément cellulaire ; elles ne diffèrent que par la nature de leur substance intermédiaire.

Cette analogie existe, dans certains cas, même dans l'aspect microscopique de ces deux sortes de tumeurs. Les polypes naso-pharyngiens se présentent assez souvent sous la forme d'une gelée tremblotante, ce qui leur a valu le nom de polypes *muqueux*, et on les considère généralement alors comme des myxomes. Nous avons eu l'occasion d'examiner deux de ces tumeurs, provenant du service de M. le professeur Ollier: c'étaient deux fibromes présentant ceci de particulier que leur tissu conjonctif était très peu développé. Au lieu d'être épais et dense, il était formé de faisceaux très grêles, dissociés par une assez grande quantité de sérosité dans laquelle nageaient des cellules migratrices de la lymphe. En un mot, la structure était identique à celle du tissu conjonctif lâche lorsqu'il est le siège d'un œdème non inflammatoire, et Billroth (1) d'ailleurs, décrit les polypes muqueux du nez comme constitués par du tissu conjonctif œdémateux, comme des *fibromes* œdémateux; d'autres leur ont appliqué la dénomination heureuse de *conjonctivome*. Dans nos deux exemples, les faisceaux étaient recouverts par ces cellules étoilées semblables à celles que nous venons de décrire dans le myxome. Cette tumeur tient le milieu entre le myxome et le fibrome pur; l'élément cellulaire y est toujours le même et c'est la substance fondamentale qui établit la transition.

Le gliôme nous offre un exemple, par les aspects variés qu'on y observe, des transitions par lesquelles passe la cellule embryonnaire pour arriver à la forme étoilée, et des analogies qui existent, d'une part, entre les tissus conjonctifs normal et inflammatoire et, d'autre part, les tumeurs d'origine connective. Le gliôme est une tumeur fréquente dans la névroglie des centres nerveux; la première bonne description en a

(1) BILLROTH. *Eléments de pathologie chir. gén.*, p. 546.

été donnée par Virchow qui a créée le mot de gliôme
pour rappeler l'aspect de la glue que présente ce néoplasme. Le gliôme reproduit les types de la névroglie
à l'état normal et à l'état inflammatoire, et nous
croyons devoir donner une description succincte de
celle-ci.

Elle fut d'abord considérée, d'après l'aspect des
coupes transversales pratiquées sur la moëlle, comme
du tissu conjonctif réticulé, tissu adénoïde de His.
Deiters y décrivit le premier des cellules conjonctives
à prolongements multiples. M. Ranvier, appliquant
à l'étude de la névroglie son procédé de la boule d'œ-
dème, put y reconnaître l'existence de nattes très
délicates de fibres connectives entrecroisées et recouvertes de cellules plates (1). Cette description rentrait
dans celle qu'il avait donnée du tissu conjontif lâche,
en général. A la vérité, il trouvait bien aux cellules
une forme étoilée, mais les prolongements qu'il observait étaient, d'après lui, les fibres connectives sur
lesquelles étaient appliquées les cellules; en faisant
varier la mise au point du microscope, on pouvait voir,
disait-il, ces fibres traverser les corps cellulaires et se
prolonger au-delà des bords de ceux-ci. M. Renaut (2),
dans ces dernières années, vérifiant ainsi l'hypo-
thèse émise par M. Pierret, a donné une meilleure
description de la névroglie : « Autant que je l'ai pu
constater, je pense que les cellules de la névroglie, de
même que celles de tissu conjonctif lâche, sont munies

(1) RANVIER. *Comptes-rendus de l'Académie des Sciences*, 1873
(2) M. RENAUT. *Leçons à la Faculté de Médecine de Lyon.*

de prolongements rayonnants dans toutes les directions. Il s'agit donc ici de cellules très comparables aux cellules plates, étoilées, anastomosées et s'étendant dans tous les plans sous forme de nattes protoplasmiques (1). »

Tel est l'état normal de la névroglie. Lorsqu'elle est enflammée d'une manière chronique les éléments cellulaires qu'on y rencontre consistent, à une première période, en une prolifération des cellules qui reviennent à l'état embryonnaire. Sur ces préparations faites par dissociation, on ne trouve guère que des cellules embryoplastiques, plus ou moins nombreuses, grandes ou petites, comme nous avons appris à les connaître lorsque nous avons parlé du sarcome. A l'œil nu, la substance nerveuse enflammée est d'un jaune rosé, légèrement augmentée de volume, une peu translucide ; avec le doigt, on la sent plus molle, moins consistante qu'à l'état normal. — A une seconde période, les cellules embryonnaires s'organisent en cellules conjonctives ; elle accaparent une quantité variable de protoplasma duquel naissent de fins prolongements qui font prendre aux cellules une forme étoilée. Enfin, ces prolongements se développant d'une manière extraordinaire, les cellules prennent une forme chevelue caractéristique ; c'est alors la cellule-araignée telle que l'a décrite M. Pierret dans les vieux foyers d'encéphalite chronique et dans la sclérose en plaques.

(1) M. Renaut, *Dictionnaire encyclop. des sciences médicales.* Art. Système nerveux, p. 408.

M. Pierret (1), dès 1876, émit l'idée que ce devaient être là de simples cellules névrogliques hypertrophiées et que les éléments cellulaires de la névroglie devaient être, à l'état normal, comme sur le tissu cellulaire de la grenouille, munies de prolongements proto-plasmiques analogues. A çe degré, les prolongements protoplasmiques, scléreux, très nombreux, donnent au tissu une consistance très grande.

M. Seguin (2) a récemment décrit les mêmes cellules sans parler des travaux antérieurs publiés en Allemagne et en France.

Cette description pourrait aussi bien se rapporter au gliôme qu'à l'inflammation de la névrolgie. Dans la figure 1 nous représentons des cellules d'une tumeur cérébrale que nous devons à l'obligeance de M. Ch. Carrier. Ce sont des cellules de sarcome globo-cellu-laire, qui ne diffèrent pas de celles qu'on trouve dans la névroglie au premier stade de l'inflammation chro-nique. En appelant cette tumeur un gliôme, on ne veut pas dire qu'elle diffère du sarcome, mais seule-ment qu'elle est un sarcome des centres nerveux; elle constitue le gliôme mou, médullaire des auteurs. Sur la fig. 6-2, le gliôme n'est plus globo-cellulaire; cha-que noyau est entouré d'une petite quantité de proto-plasma qui envoie des expansions rayonnées et rami-

(1) M. PIERRET. *Note sur un cas de myélite à rechutes.* Arch. phys. 1876.

Atlas de M. Lancereaux. 1871, pl. 47 et texte.

M. DEBOVE. *Note sur l'histologie pathologique de la sclérose en plaques,* Arch. phys. 1875.

(2) M. SEGUIN (de New-Yorck). *Revue des Sc. Med.* T. 16, p. 153.

fiées; les cellules sont tout à fait identiques à celles
obtenues, fig. 6-5, par dissociation d'un nodule de

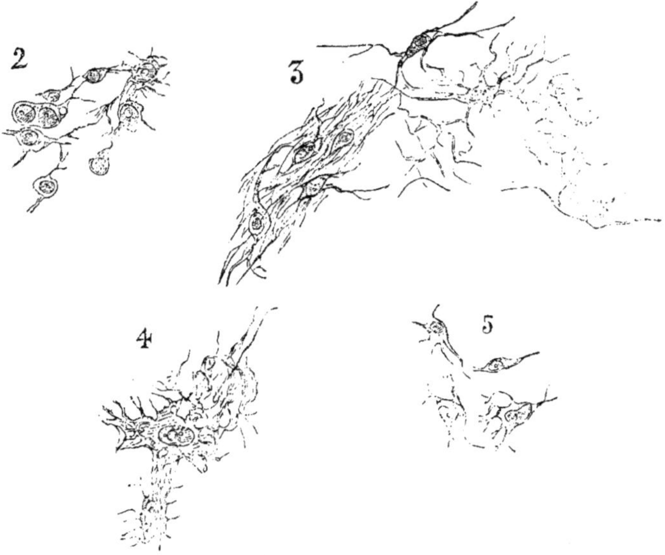

Fɪɢ. 6. — 2. Gliôme dont les cellules commencent à prendre la forme
    étoilée.
  3. Gliôme où la forme étoilée est très accusée.
  4. Cellules-araignées.
  5. Sclérose en plaques.

2. Service de M. le prof. agrégé R. Tripier. — Marguerite B...
Autopsie le 23 oct. 1880. Tumeur d'aspect colloïde siégeant sur le
lobule de l'insula et le noyau lenticulaire.

3. Service de M. le professeur Lépine. Salle Ste-Elisabeth, 24.
Mort le 16 juin 1879, d'une pleuro-pneumonie suppurée. Autopsie :
plusieurs nodules indurés du volume d'un pois, disséminés. Avait
été traité et guéri, quelques mois auparavant, dans la même salle,
pour des vertiges épileptiques avec tendance à tomber à gauche.

4. Malade qui fait l'objet du mémoire de M. Pierret sur *un cas
de myelite à rechutes*.

5. Service de M. le professeur Teissier. Salle St-Martin, 24.
Mort le 3 mai 1880. Sclérose cérébro-médullaire.

sclérose en plaques, dans un cas qui nous a été fourni par M. le professeur Teissier. Le dessin 3 représente des cellules de sclérose cérébrale qu'on retrouve souvent dans les gliômes, et qui sont un degré plus avancé de la forme étoilée. Enfin, à un état très avancé, les cellules sont hérissées de prolongements très résistants (4) ; ce sont les véritables cellules étoilées. La substance intercellulaire, molle et assez abondante dans les deux premières formes, devient à peu près nulle dans les deux dernières, où les cellules ne sont guère séparées les unes des autres que par les prolongements, plissés dans tous les sens, qu'elles s'envoient.

Comme on le voit par ces différents exemples, il est difficile de trouver une différence entre le gliôme, d'une part, l'inflammation de la névroglie, le myxome et le sarcome, d'autre part, si l'on ne considère que l'élément cellulaire. Ces quatre états pathologiques se relient par des transitions insensibles. Virchow, d'ailleurs, est très affirmatif à cet égard. « Les gliômes mous se rapprochent beaucoup des myxomes et ils se combinent quelquefois sous forme de tumeurs mixtes. La substance intercellulaire se trouve alors en quantité médiocre et renferme, outre un liquide homogène, plus ou moins de parties fibrillaires. Celles-ci sont disposées, dans les gliômes plus muqueux, en réseaux très réguliers, dont les points noduleux contiennent les cellules et les noyaux. Si la largeur des mailles augmente et que la substance muqueuse abonde, cette variété passe immédiatement à l'état de myxome ;

sont-ce au contraire les cellules qui augmentent considérablement, alors les trabécules deviennent plus
étroits et il en résulte un véritable gliôme médullaire,
qui peut se transformer en sarcome médullaire
lorsque les cellules continuent à grandir et à se mul-
tiplier. De semblables transitions entre le gliôme,
le myxome et le sarcome peuvent se rencontrer dans
la même tumeur, et les plus grandes productions
de cette espèce appartiennent justement à cette
forme mixte (1). »

Le gliôme est, en somme, une tumeur dont les
cellules ont leur type dans celles du tissu conjonctif,
de même que celles du sarcome et du myxome. Mais
nous devons le rapprocher du sarcome, à cause du
rôle prépondérant qu'y joue l'élément cellulaire
en accouplant une certaine individualité au myxome
où le rôle principal est rempli par la substance
fondamentale.

Le myxome, le fibrome, le gliôme ne sont pas
les seules productions néoplasiques où puisse se
rencontrer la cellule étoilée ; le champ pathologique
de celle-ci est autrement vaste. Un des tissus où
on la trouve le plus souvent est le cartilage, aussi
bien à l'état physiologique qu'à l'état pathologique.
Normalement, cette forme cellulaire se rencontre
dans le cartilage céphalique des céphalopodes,
étudié par Kölliker, Hensen et surtout M. Ranvier.
Dans la substance fondamentale intercellulaire on

(1) Virchow, *Path. des tum.*, T. II, p. 129.

trouve disposés des groupes de capsules cartilagineuses ; chaque groupe est comme hérissé de prolongements ramifiés qui vont s'anastomoser avec ceux venus des groupes voisins, et qui partent de la face externe des capsules situées à la périphérie du groupe. Comme on le voit, il y a, dans cette disposition, quelque chose d'analogue au réseau des cellules étoilées, tel qu'on l'observe dans les tissus muqueux et conjontif lâche ou réticulé.

Dans l'enchondrome, les cellules étoilées sont souvent en assez grand nombre. A la vérité, il n'est pas fréquent de les trouver plongées dans une substance fondamentale hyaline ; mais les cellules cartilagineuses vraies sont elles-mêmes placées dans des substances intercellulaires tellement variables (hyaline, fibrillaire, élastique, muqueuse), suivant les différentes régions d'un même néoplasme qu'on a sous les yeux, qu'il est permis d'y considérer les deux formes étoilée et encapsulée, comme des formes à peu près équivalentes. Ces deux formes jouent, dans l'enchondrome, le même rôle et se remplacent avec la plus grande facilité. D'ailleurs, elles sont loin d'être les seules qu'on rencontre dans cette tumeur ; on peut y observer toutes celles que nous avons étudiées jusqu'ici, à savoir : la cellule embryonnaire indifférente, la cellule étoilée, le corps fibro-plastique, d'une part ; et aussi, d'autre part, toute la série des cellules cartilagineuses, et cela dans une seule et même production enchondromateuse. Il n'y a rien là d'ailleurs qui doive nous étonner, car ces formes correspondent simplement au tissu cartilagineux normal. Celui-ci, depuis les travaux de Reichert, est rangé, avec raison, parmi les tissus de la substance conjonctive, et la place de l'enchondrome était dès lors marquée parmi les tumeurs de la série connective.

Voyons donc les différentes formes qui entrent dans la constitution soit du tissu cartilagineux normal, soit de l'enchondrome ; nous trouverons, dans cette étude, un nouvel exemple des transitions insensibles qui conduisent, de la cellule embryonnaire, à une cellule caractérisée telle que l'est la cellule cartilagineuse encapsulée. Il ne faudrait toutefois pas croire, comme on est assez généralement disposé à le faire, que la cellule encapsulée soit un élément hautement différencié, caractéristique du cartilage au même point que la fibre musculaire ou bien la cellule épithéliale cylindrique caractérisent la substance contractile ou un organe secrétoire : « La cellule cartilagineuse, dit M. Ranvier, ne possède aucun caractère distinctif ni dans sa forme ni dans sa constitution chimique. Elle est toujours contenue dans une cavité qu'elle remplit complètement, et sa forme et ses dimensions sont en rapport avec celles de cette cavité. (1) »

Lors de son apparition vers la sixième semaine de la vie intra-utérine, le cartilage se montre tout d'abord, dans la colonne vertébrale, sous la forme embryonnaire, comme tous les tissus. Tel est le cartilage embryonnaire. Plus tard, une substance

(1) *Technique.*

intercellulaire *molle,* ou *dure* et hyaline, se secrète entre les cellules ; celles-ci augmentent de volume, prennent des formes diverses, anguleuses, discoïdes, par suite de la pression exercée par cette substance fondamentale nouvelle ; c'est là le cartilage *fœtal*. Ce n'est qu'à l'état adulte du cartilage que la substance fondamentale se condense de manière à former une sorte de paroi à double contour, ou capsule, à la logette qui contient la cellule cartilagineuse vraie ; c'est alors seulement que celle-ci est constituée, avec son noyau nucléolé, son protoplasma et sa capsule qui, de l'avis du plus grand nombre, est une dépendance moins de la cellule que de la substance intermédiaire. Mais des formes moins précises que la forme encapsulée peuvent s'observer dans les cartilages fibreux et élastiques. On a étudié (M. Ranvier) ces dernières formes principalement sur les tendons et ligaments au voisinage de leur insertion, sur les tendons cartilagineux des oiseaux, les tendons de la queue des taupes, le nodule sésamoïde du tendon d'Achille de la grenouille. En ces différentes régions, les cellules cartilagineuses apparaissent comme des formes de transition possédant les caractères, à la fois, des cellules conjonctives et des cellules cartilagineuses. Ce sont des corps cellulaires arrondis ou plutôt cylindriques, rangés en série entre les faisceaux tendineux parallèles, qui peuvent et doivent être considérés comme la substance intercellulaire de ces cartilages bâtards.

Tous ces aspects sous lesquels on observe la cellule du cartilage normal, peuvent se rencontrer dans l'élément cellulaire des tumeurs enchondromateuses. L'enchondrome est généralement divisé en lobules que séparent des tractus conjonctifs. A la limite des lobules et du tissu conjonctif, on observe souvent des éléments embryonnaires aux dépens desquels, d'ailleurs, s'opère la formation cartilagineuse. En considérant les cellules placées plus près des faisceaux connectifs, on peut en trouver un certain nombre qui sont fusiformes et tout à fait semblables à des corps fibro-plastiques. Plus en dedans, en s'avançant vers le centre des lobules, elles commencent à s'entourer d'une capsule rudimentaire, très mince ; elles sont claires, arrondies, plus petites que les capsules de cartilage adulte, plongées dans une substance fibril-laire ou molle ; cette forme peut se comparer aux cellules des disques intervertébraux ou aux cellules qui, dans les tissus tendineux, subissent la trans-formation vésiculeuse que M. Renaut a décrite. Enfin la forme étoilée est très fréquente ; mais il ne faut pas confondre les cellules cartilagineuses avec les cellules de points myxomateux, qui sont encore bien plus fréquentes. « On peut, d'après MM. Cornil et Ranvier assister au développement des cellules étoilées. Les capsules qui, primitivement, enve-loppent les cellules, se laissent perforer par les prolongements anastomatiques qu'elles envoient aux cellules voisines (1). » A l'inverse de ces deux observateurs, il nous a semblé que la forme étoilée précédait la formation de la capsule. D'autres fois,

______

(1) *Manuel d'Histologie pathologique,* 2e édit., p. 252.

enfin, les cellules cartilagineuses ramifiées, dont les formes très irrégulières, ont été représentées (fig. 7), sont plongées dans une substance gélatineuse.

Toutes ces formes ne sont que des transitions ou des équivalents les unes des autres ; elles constituent une série dans laquelle la capsule cartilagineuse vraie est le type le plus élevé.

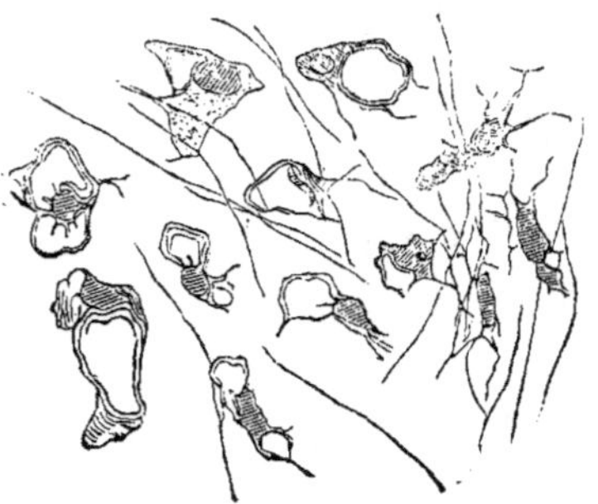

Fig. 7. — Myxo-chondrome de la parotide accessoire (1). Cellules cartilagineuses vésiculeuses et ramifiées, dans une substance fondamentale muqueuse et fibrillaire. — Ocul. 1, Obj. 7.

Pour terminer l'étude des tumeurs qui ont leur origine et leur type dans les tissus de la substance conjonctive, il nous reste à parler de *l'ostéome*. Nous appelons ainsi, avec Virchow, des tumeurs « dont le développement conduit régulièrement à la production d'os » ; des tumeurs dans lesquelles « l'ossification représente le véritable point culminant de leur développement, et ne survient pas comme un simple incident, dont par conséquent tout le dévelop-

(1) Service de M. D. Mollière. Nov. 1880.

pement, dès le principe, a pour but la production de substance osseuse (1). » Ces données éliminent de la classe des ostéomes, les *tumeurs ossifiantes ;* celles dans lesquelles une ossification accidentelle se produit.

Nous n'avons pas à nous appesantir longuement sur l'ostéome ; son importance et son principal intérêt sont dans son histoire clinique. Nous rappellerons seulement que ce néoplasme consiste dans un simple travail d'ossification qui peut s'opérer, comme l'os normal, dans les tissus osseux, cartilagineux et périostique. L'observe-t-on dans le tissu osseux ? La tumeur alors est située à l'intérieur des os et constitue une enostose. Elle est marquée, dans ce cas, par un retour de la moelle osseuse à l'état embryonnaire en même temps que les trabécules osseuses, qui circonscrivent la moelle, se détruisent. Cette végétation embryonnaire est pénétrée par des anses vasculaires venues de canalicules de Havers voisins, et une incrustation calcaire, s'effectuant dans le sens de ces nouveaux vaisseaux, circonscrit les cellules embryonnaires qui prennent peu à peu les formes des cellules et des corpuscules osseux. — S'agit-il d'un ostéome développé aux dépens du périoste ? La nouvelle production osseuse prend le nom d'*exostose,* et s'observe souvent sur les os longs et ceux du crâne. La couche profonde du périoste végète et forme une masse embryonnaire ; celle-ci est pénétrée par des capillaires, émis par les vaisseaux

---

(1) Virchow, *Pathologie des tumeurs,* t. II, p. 2

de l'os, dans une direction perpendiculaire à ces vaisseaux, c'est-à-dire à la surface de l'os. Ce tissu nouveau est alors très analogue à celui des bourgeons charnus. Le dépôt de sels calcaires, qui s'opère ensuite, suit la direction des vaisseaux sous forme d'aiguilles osseuses venues de l'os et perpendiculaires à celui-ci. Le reste se passe comme dans le cas précédent. — Enfin, les ostéomes nés du cartilage constituent ces osthéophytes fréquents dans les articulations. Les choses se passent comme pour l'ossification dans l'os cartilagineux.

Il est intéressant, pour nous qui étudions les formes de transitions et les relations qu'ont entre elles les tumeurs, de constater que les tissus fibreux, cartilagineux et osseux sont des équivalents les uns des autres, et qu'un même travail pathologique peut aboutir à une production dans laquelle tous les trois sont réunis, ainsi qu'on l'observe si souvent dans l'enchondrome. Non seulement les tissus fibreux et cartilagineux peuvent produire de l'os ; bien plus, il a été démontré par Weber, et cela a été vu plusieurs fois depuis, que l'ostéome peut se transformer directement en cartilage, par une sorte de fonte de la substance calcaire, en même temps que les corpuscules osseux perdent leurs prolongements canaliculés, s'arrondissent et revêtent l'aspect des cellules cartilagineuses. Virchow, le premier, a cherché à établir que la cellule osseuse, la cellule cartilagineuse, celle du tissu conjonctif et celle ramifiée du tissu muqueux sont des équivalents. Les mêmes relations qui existent entre ces quatre termes, à l'état

normal, se retrouvent dans leurs productions pathologiques : l'ostéome se rattache donc directement aux
néoplasmes des tissus de la substance conjonctive.
D'ailleurs la cellule osseuse peut être regardée
comme très analogue à celle qui revêt les faisceaux
connectifs ; sa disposition, son rôle par rapport à la
substance osseuse, sont identiques à ceux de la cellule plasmatique par rapport aux faisceaux lamineux.

Nous en avons fini avec l'étude des diverses formes
que les cellules peuvent affecter dans la série des
tumeurs d'origine conjonctive ; des tumeurs qui se
développent dans le feuillet moyen, vasculo-connectif, du blastoderme. Nous avons vu d'abord la cellule
embryonnaire constituer le premier âge des différentes espèces de sarcome, et nous l'avons étudiée
dans le *sarcome* proprement dit et dans le *gliôme
globo-cellulaire,* à grandes et à petites cellules (fig. 1).
Puis la cellule indifférente s'est modifiée par l'adjonc-
tion de prolongements ; la forme en fuseau nous a
fourni le premier exemple des modifications morphologiques qu'elle peut revêtir ; l'aspect fusiforme,
d'ailleurs, peut se présenter à divers degrés, suivant
que la cellule est plus ou moins allongée, avant d'arriver à la cellule du véritable sarcome fibro-plastique.
L'existence de prolongements du protoplasma, plus
nombreux, plus allongés, a été reconnue dans les
éléments cellulaires de sarcomes qu'on peut encore
appeler fibro-plastiques et dans les gliômes qui ont
éprouvé un commencement d'organisation. De là à

la forme véritablement étoilée, il n'y avait qu'un pas ;
après l'avoir franchi, nous sommes arrivés au
myxome, au fibrome, au gliôme à cellule-araignée, à
l'enchondrome à cellules ramifiées. Nous avons terminé enfin, par la capsule cartilagineuse et la cellule
osseuse, elle-même ramifiée. Toute cette étude
n'a eu, en somme, pour objet, que la démonstration
des transitions insensibles qui existent aussi bien
entre les tissus normaux de la substance conjonctive,
qu'entre les tissus pathologiques qui y correspondent.

Nous allons maintenant passer aux tumeurs d'origine épithéliale, en nous proposant de démontrer
que la ligne de démarcation bien nette qu'on établit
entre elles et les tumeurs conjonctives, n'est pas si
tranchée qu'on l'a cru jusqu'à présent.

Nous espérons montrer que des transitions ménagées s'observent encore entre l'élément cellulaire
des tumeurs d'origine connective, et celui des tumeurs qui prennent naissance soit dans les épithéliums de recouvrement (peau, muqueuse), soit dans
les épithéliums glandulaires.

En France, nous appliquons la dénomination d'épithéliome à peu près exclusivement à cette dernière
catégorie de tumeurs ; mais pour le carcinome,
tandis que certains auteurs en font une entité caractéristique, beaucoup d'histologistes français et la
presque totalité des auteurs allemands le considèrent
comme une tumeur épithéliale. Ce n'est donc pas
seulement pour l'épithéliome proprement dit, mais

aussi pour le carcinome que nous avons à trouver des ressemblances, des transitions avec les tumeurs conjonctives, si nous voulons entraîner la conviction.

Nous allons d'abord exposer nos faits, et nous énoncerons, chemin faisant, les conclusions qui nous paraissent en découler. Il nous semble, avant tout, nécessaire de bien connaître l'élément cellulaire, tel qu'on a l'habitude de le décrire dans l'épithéliome et le carcinome, afin qu'on puisse mieux juger la valeur de nos faits.

Les cellules cancéreuses, en général, qui comprennent à la fois celles de l'épithéliome et du carcinome, sont remarquables à plusieurs points de vue. Leur grande dimension est un de leurs premiers caractères à noter; elles peuvent avoir de 0,010 à 0.040 millièmes de millimètre, et plus. A cet égard c'est leur noyau qui attire le plus l'attention; son volume est tel qu'on est souvent tenté de le prendre pour la cellule elle-même. Ce que les cellules cancéreuses ont de plus frappant, c'est la multiplicité et la bizarrerie de leurs formes; leur polymorphie est telle qu'on a proposé d'en faire la principale caractéristique de la cellule cancéreuse, à l'époque où l'on croyait à la spécificité de celle-ci. Mais on n'a pas tardé à reconnaître que la même polymorphie s'observait sur les cellules épithéliales de divers organes creux, et Morel a fait remarquer que par le raclage de la vessie ou l'examen des sédiments urinaires de la cystite catarrhale, on peut recueillir des éléments épithéliaux où l'on retrouve tous les types constatés dans les cellules cancéreuses.

Voici les principales variétés de forme que peuvent offrir ces dernières :

Très fréquemment dans l'épithélioma d'origine glandulaire ou encore, mais moins souvent, dans les alvéoles du carcinome proprement dit, les noyaux sont plongés dans une substance protoplasmique granuleuse dans laquelle il est impossible de reconnaître les contours des cellules. Pour tout dire, les plans de clivage, qui forment les limites des cellules, ne se sont pas encore effectués : c'est là ce qu'on décrit comme un état embryonnaire de cellules cancéreuses ; les cellules, quand elles sont définies, affectent le plus souvent des formes polygonales, par pression réciproque ; ou bien une des faces est arrondie tandis que les autres sont planes ; les angles des cellules polygonales sont plus ou moins allongés et peuvent présenter des prolongements plus ou moins longs ou comme cassés. Ces prolongements comblent les angles laissés vides entre les cellules voisines ; les éléments cellulaires forment alors une sorte de pavé assez régulier ; la forme des cellules cancéreuses qu'on cite le plus souvent est celle en *raquette* ; les cellules les plus externes, celles qui sont appliquées contre les cloisons, qu'il s'agisse du lobule de l'épithélioma ou de l'alvéole carcinomateux, offrent fréquemment une forme cubique ou cylindrique assez régulière ; dans les tumeurs épithéliales de l'épiderme cutané ou des muqueuses, les cellules possèdent encore à une assez grande profondeur des crénelures, conservant ainsi le cachet du tissu (corps muqueux de Malpighi) dans lequel elles ont pris naissance.

Les cellules cancéreuses présentent dans leur intérieur de fréquentes particularités. Elles peuvent manquer de noyaux ; ceux-ci au contraire sont souvent au nombre de deux ou trois dans une seule cellule. D'autres fois, on observe des dilatations du noyau ou du nucléole, de sorte que la cellule est comme perforée ; ou bien le noyau s'est, pour ainsi dire, décollé du protoplasma dont il est séparé par un espace circulaire vide. De telles cellules ont été appelées physaliphores par Virchow ; on ignore leur signification. Toutes ces cellules sont contiguës, n'ont pas de membrane d'enveloppe ; les amas qu'elles forment ne sont pas pénétrés par les vaisseaux et elles ne se nourrissent que par imbibition. Elles sont plus ou moins régulièrement polygonales et aplaties. « Ce sont des abberrations de forme et de volume qui leur laissent pourtant la forme générale des épithéliums sans qu'elles tendent à prendre aucun des caractères de quelque autre espèce d'élément anatomique. » (1)

Les cellules cancéreuses, en un mot, ressemblent ou sont identiques, suivant les cas, aux cellules épithéliales, et cette circonstance leur a valu la qualification d'épithélioïdes par laquelle elles sont ordinairement désignées.

Comme l'a fait remarquer M. Malassez (2), ce sont

(1) Dict. DE NYSTEN — Art. *Epithélioma*.
(2) *Kystes de l'ovaire. Arch. de physiol.* 1880-81.
Cancer encéphaloïde du poumon. Arch. physiol. 1876,
DEFFAUX. — *Tumeurs du sein d'origine épithéliale. Th.* 1877.

là des cellules épithéliales proliférées mais qui n'ont pas en elles le pouvoir de parvenir à leur forme normale ; on peut donc avec lui, leur donner le nom de *Cellules métatypiques*. Waldeyer les appelle, dans le même ordre d'idée, *des cellules atypiques*. Loin de nous la pensée de restaurer la spécificité de la cellule cancéreuse, mais il faut convenir que, si les cellules épithélioïdes considérées individuellement n'ont rien de caractéristique, leur réunion dans un néoplasme acquiert une très grande importance pour la détermination de celui-ci, et permet de distinguer les tumeurs cancéreuses des tumeurs conjonctives, si tant est que la distinction soit possible ou même raisonnable.

Nous demandons la permission de placer ici une description succincte des tumeurs cancéreuses (épithéliome et carcinome), telle qu'elle est généralement donnée dans les auteurs classiques de notre pays.

Les carcinomes présentent, dans leur mode de développement et dans leur structure, le type du tissu conjonctif.

Le carcinome est une tumeur composée d'un stroma fibreux, limitant des alvéoles qui forment par leurs communications un système caverneux ; les alvéoles sont remplis de cellules libres les unes par rapport aux autres dans un liquide plus ou moins abondant. » (1)

Les faisceaux conjonctifs du stroma sont recouverts

(1) Cornil et Ranvier, 1re édit. p. 167.

de cellules plasmatiques, surtout aux confluents des
des travées. C'est dans le stroma que circulent les
vaisseaux sanguins, les amas cellulaires ne se nourrissent que par imbibition. Les travaux de M. Cornil
ont établi que la cavité des alvéoles communique
avec les vaisseaux lymphatiques de la tumeur et du
voisinage ; cette découverte a donné la clef des faits
d'accroissement et de généralisation du carcinome.

Nous rappelerons ici que, avec Vichow et MM. Cornil et Ranvier, on admet généralement en France,
que la tumeur commence toujours par une prolifération des cellules fixes du tissu conjonctif, qui
reviennent à l'état embryonnaire avant de devenir
des cellules épithélioïdes.

L'épithéliome, de son côté, est constitué par des
amas de cellules épithéliales ; il a son origine, sur
la peau, les muqueuses et les glandes, dans une
prolifération des parties composées d'épithélium.
C'est ainsi que sur la peau, l'épiderme et surtout
le corps muqueux de Malpighi, les follicules pileux
et les glandes sébacées, les glandes sudoripares
peuvent être le point de départ du néoplasme. Sur
les muqueuses, les couches épidermiques et surtout
les glandes de toutes sortes qui y sont annexées,
lui donnent naissance. Enfin, dans les glandes, foie,
testicule, ovaire, etc., c'est toujours, suivant l'opinion
généralement admise, l'élément épithélial qui, par
sa prolifération, produit le néoplasme.

L'épithéliome se présente le plus souvent sous
quatre aspects différents ; deux d'entre eux ont reçu
les noms d'épithéliome *lobulé* et d'épithéliome

tubulé. On connait, dans le premier, la structure des masses de nouvelle formation : elles sont arrondies, ou ovoïdes : leurs cellules, les plus externes, sont allongées et implantées perpendiculairement sur les cloisons conjonctives interlobulaires, tandis que, plus en dedans, les cellules sont polygonales ou bien forment ce qu'on est convenu d'appeler les *globes épidermiques* ou *épithéliaux*. Les masses cellulaires de l'épithéliome tubulé sont beaucoup plus allongées ; elles ont la forme de tubes ou de cylindres simples ou ramifiés, terminés par des culs-de-sac glanduliformes, contenant, soit des cellules épithéliales à contours nets, soit des noyaux volumineux, disséminés dans une substance granuleuse représentant un protoplasma qui ne s'est pas encore divisé en cellule.

Deux autres espèces d'épithéliome sont : l'épithéliome *cylindrique* qui constitue souvent des cavités kystiques tapissées d'une seule couche de cellules cylindriques ; et l'épithélioma perlé, espèce très rare, qu'on pourrait considérer comme une variété de l'épithélioma parvimenteux lobulé, dans laquelle les globes épidermiques seraient extrêmement nombreux et serrés.

Telle est l'idée générale qu'on peut se faire du carcinome et de l'épithéliome.

Nous pouvons maintenant aborder l'étude annoncée plus haut, des faits qui, pour nous, établissent une transition entre les éléments cellulaires des tumeurs d'origine connective et ceux des tumeurs nées dans des appareils épithéliaux.

On a vu dans notre premier chapitre, que, en l'état actuel de la science, la place que doit occuper le carcinome, dans la classification, est encore indécise ; les uns (Thiersch, Waldeyer, Rindfleisch, Lancereaux) en font une tumeur épithéliale, tandis que d'autres (Virchow, Cornil et Ranvier) le considèrent comme d'origine purement conjonctive. On a vu que, pour l'épithéliome, il n'y a pas de doute; tout le monde est d'accord sur son origine. Nous prenons la description classique du carcinome et de l'épithéliome, et nous posons les deux propositions suivantes que nous allons démontrer :

1° Entre les tumeurs conjonctives et le carcinome il existe des formes intermédiaires. Des transitions insensibles permettent ensuite de passer du carcinome à l'épithéliome ;

2° En suivant une marche inverse : entre les tumeurs conjonctives et l'épithéliome, il existe des formes intermédiaires. Des transitions insensibles permettent ensuite de passer de l'épithéliome au carcinome.

Nous allons aborder la démonstration de la première proposition. Nous avons à notre disposition plusieurs faits dans lesquels l'élément cellulaire nous conduit progressivement des tumeurs conjonctives au carcinome.

Examinons d'abord l'élément cellulaire du xanthoma (fig. 8). La constitution et l'évolution de cette tumeur semblent être parfaitement élucidées depuis le travail de Chambard (1) et l'examen histologique fait par M. le professeur Pierret des deux cas publiés par le docteur Carry (2). Les cellules du xanthoma ne sont autres, au début, que celles qui revêtent les faisceaux conjonctifs du derme, à l'état normal. A la périphérie des plaques ou des tubercules de la tumeur, ces cellules, contenues dans les espaces du tissu conjonctif,

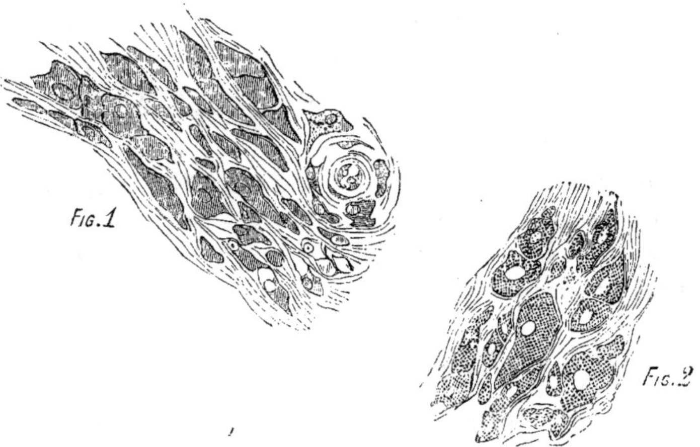

Fig. 8. — Xanthoma (cas de M. Carry). — Ocul. 1, Obj. 7.
1. Cellules tuméfiées. Les hachures indiquent les cellules en dégénérescence. A la partie inférieure de la figure sont des cellules en partie envahies seulement.
2. Préparation traitée par l'osmium.

sont seulement augmentées de volume et granuleuses (tuméfaction trouble, fig. 8) ; par le fait de leur hypertrophie, bientôt mieux caractérisée, leurs angles s'émoussent, s'arrondissent, enfin leur volume devient

(1) CHAMBARD. *Arch. phys.* 1879.
(2) *Annales de dermatolog. et de syphilig.* 1880,

énorme. Elles sont alors transformées en blocs juxtaposés remplissant et dilatant les alvéoles conjonctifs,
et, sur les préparations traitées par le picro-carmin
ou le vert de méthyle, ressemblant assez à des cellules hépatiques. Avant même d'atteindre cet état,
les éléments cellulaires jeunes du xanthoma sont tout
à fait analogues à des cellules épithélioïdes de carcinome, d'autant que leurs noyaux deviennent également très volumineux, et la confusion serait inévi-
table, au simple examen histologique, n'était l'évolution graisseuse particulière qui les envahit très
rapidement et qui est caractéristique. En effet, à
mesure que les cellules conjonctives subissent la
tuméfaction trouble, elles prennent un aspect gras,
deviennent jaunes et s'infiltrent de granulations dont
la nature graisseuse est décelée par la coloration
noire que leur fait prendre l'osmium qui respecte
toutefois le noyau ; sur les coupes ainsi préparées,
ces cellules ne diffèrent pas sensiblement de celles
traitées par le même réactif, de la tunique interne
des artères au début de l'athérome. Il est facile d'observer des cellules du xanthoma à moitié envahies
par des granulations graisseuses, tandis que l'autre
moitié se colore encore bien par les réactifs colorants.
Par places, il se fait une prolifération cellulaire abou-
tissant rapidement à la production de cellules épithélioïdes granulo-graisseuses. Ce qui concourt à la
ressemblance du xanthoma avec le carcinome, au
point de vue histologique c'est un épaississement considérable des faisceaux conjonctifs, vers le centre des
plaques xanthélasmiques, où l'on trouve l'aspect

général d'alvéoles fibreux contenant des éléments épithélioïdes. En somme, le processus pathologique consiste, dans cette tumeur, en une hypertrophie, soit directement, soit après néoformation proliférative, des cellules conjonctives qui revêtent la forme des éléments épithélioïdes. Ce ne serait là qu'un carcinome, sans l'évolution graisseuse qui survient et donne à ces éléments une autre signification. Bien entendu, nous n'envisageons que le point de vue histologique de cette production ; sa marche clinique la sépare complètement des tumeurs cancéreuses.

C'est donc là une tumeur ayant son point de départ dans les cellules conjonctives normales ; et pourtant ses éléments revêtent la forme épithélioïde du carcinome. C'est en cela que le xanthoma, tumeur conjonctive, nous constitue une transition vers le carcinome.

Voici un second fait qui constitue un exemple de transition entre les tumeurs conjonctives et le carcinome. La figure 9 représente trois points différents pris sur la même préparation histologique. En *a*, nous sommes sur la limite de la tumeur et nous assistons aux modifications de formes qu'éprouvent directement les cellules de revêtement du tissu conjonctif pour acquérir l'aspect épithélioïde des cellules carcinomateuses, sans subir au préalable un retour à l'état embryonnaire, comme le veulent Virchow et son école. A un premier degré, la cellule augmente de volume et s'arrondit ; son noyau s'hypertrophie considérablement. Ce serait là, si l'on veut, un état analogue à la tuméfaction trouble, et

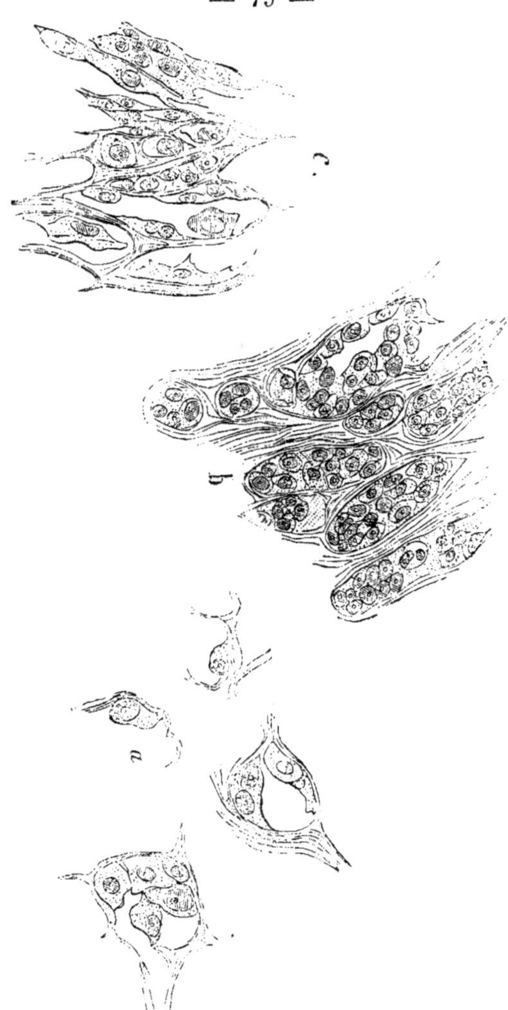

FIG. 9. — Tumeur (carcinome) sous-cutanée (1). — Ocul. 1, Obj. 7.

(1) Due à l'obligeance de M. le prof. agrégé Laure. Salle Sainte-Clotilde, 14 (Croix-Rousse). Tumeur primitive du pied gauche, opérée. Six mois après, apparition de nodules sous-cutanés au nombre de plus de quarante. A l'autopsie (mai 1880), tumeurs dans tous les organes.

l'on pourrait croire qu'il est le résultat de l'irritation produite par le néoplasme, si l'aspect franchement épithélioïde des cellules voisines et les caractères tirés du stroma ne venaient démontrer qu'il
s'agit bien là d'un premier degré de la formation de
la cellule carcinomateuse. A côté, la forme épithélioïde est plus accentuée : la cellule et le noyau
acquièrent de plus grandes dimensions ; il y a comme
une ébauche de la forme en raquette. Dans une
forme mieux caractérisée encore, les cellules constituent de grosses masses de protoplasma, qui, sous
la figure d'un croissant, garnissent l'angle d'un
alvéole et contiennent deux gros noyaux. Dans le
même alvéole est une cellule qui présente un prolongement protoplasmique rompu. Enfin, un qua-
trième alvéole nous montre des corps cellulaires
tout à fait épithélioïdes, polyédriques, de formes
variées, séparés les uns des autres par un simple
ciment, à la manière des cellules épithéliales.

Ces modifications avaient déjà frappé Wagner (1)
qui a décrit une augmentation, en largeur et en longueur, des corpuscules du tissu conjonctif ; les prolongements tuméfiés des corpuscules, apparaissent
mieux dans leurs rapports avec les corpuscules voisins. Leur noyau s'hypertrophie d'abord, puis se
segmente ; il en résulte des nids de protoplasma garnis
de noyaux, d'où partent des prolongements qui com-
muniquent avec ceux d'autres nids plus ou moins

____

(1) WAGNER, *Arch. der Heilkunde*, 1857, *et Wunderlich's Archiv*. 1858.

développés. La seule erreur que commette Wagner, et elle est imputable à son époque, c'est de considérer la cellule conjonctive, comme un corpuscule canaliculé qui se dilate, sous l'influence de la multiplication des noyaux, et finit par produire un alvéole cancéreux.

La figure *b* représente une région, tout à côté de celle dont nous venons de parler, où la structure carcinomateuse se révèle dans toute sa pureté. Elle montre des alvéoles limités par un stroma fibreux, remplis d'éléments épithélioïdes en partie nettement dessinés par le ciment qui les sépare, en partie constitués par de gros noyaux plongés dans un protoplasma granuleux où ne se sont pas encore produits les plans de clivage propres à chaque cellule. Cette figure est importante parce qu'elle fournit la pierre de touche qui permet de rendre le diagnostic anatomique indiscutable.

La figure *c* n'est pas moins importante par la diversité des éléments qu'elle contient. Elle est la représentation exacte de ce que nous avons observé sous le champ du microscope. On y observe :

Trois petits alvéoles contenant chacun une grosse cellule munie d'un noyau volumineux, cellule de forme bizarre et analogue à celle des éléments épithélioïdes que nous avons décrits dans la figure *a*; analogue aussi à celle des éléments du sarcome globocellulaire à grandes cellules.

A côté de cet alvéole, un autre allongé renferme des cellules nucléées se rapprochant davantage par leur dimension, des cellules de la figure *b*.

6

Un autre alvéole, plus grand, contient une grosse cellule irrégulière et plusieurs éléments allongés, fusiformes qui tapissent la paroi.

Deux alvéoles contiennent chacun une seule cellule de grande dimension, pâle, à prolongements proto-plasmiques et à crêtes d'empreinte. Ces éléments sont semblables à celui représenté dans la figure 11; ce sont de véritables cellules endothéliales; elles proviennent de cellules conjonctives hypertrophiées.

Enfin, la même figure représente encore des éléments fibro-plastiques, et, tout à fait en dehors, de grandes cellules plates dont l'aspect général est fusiforme tout en possédant parfois plusieurs prolongements du protoplasma. Ces cellules participent, à la fois, des caractères des cellules endothéliales, et fibro-plastiques (1).

Ainsi, la figure c nous montre des cellules endothéliales, fibro-plastiques et épithélioïdes, contenues dans des alvéoles et jouant le même rôle les unes que les autres.

Ce fait constitue une transition incontestable entre les tumeurs conjonctives et le carcinome. La

(1) Bisrch-Hirschfeld place à côté du cancer du tissu conjonctif, ou carcinome proprement dit des auteurs français, de MM. Cornil et Ranvier entre autres, un *cancer endothélial* auquel a trait certainement la dernière région dont nous venons de parler. Cette dénomination est très bien choisie, car elle s'applique à des tumeurs qui proviennent des cellules de revêtement des faisceaux conjonctifs. Les cellules du *cancer endothélial* tendent naturellement à prendre la forme allongée et étoilée des cellules qui leur ont donné naissance; elles ne forment certainement, avec les corps fibroplastiques, qu'une seule espèce d'éléments.

transition est établie à trois points de vue : 1° la transformation directe des cellules conjonctives en épithélioïdes ; 2° la réunion en un même point de cellules propres aux tumeurs conjonctives cellules (endothéliales et fusiformes) et au carcinome (cellules épithélioïdes) 3° l'existence d'un stroma carcinomateux.

Le fait suivant est plus probant encore. (Voy. fig. 10).

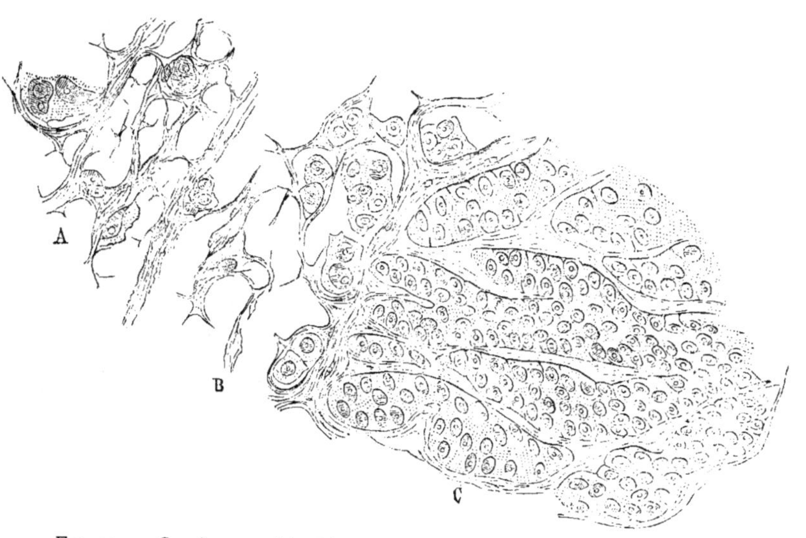

FIG. 10. — Carcinome réticulé du sein. — Tumeur due à l'obligeance de M. le professeur agrégé Poncet. — Ocul. 1, Obj. 7.

Le passage de la cellule conjonctive à l'épithélioïde y est, en effet, plus rapide et plus accentué. La figure A qui a été traitée par le pinceau montre très nettement un stroma délimitant deux sortes de mailles : les unes plus grandes, à parois plus épaisses, consti_ tuent, pour ainsi dire, des alvéoles primitifs cloisonnés par des tractus très fins qui forment des alvéoles secondaires très petits. Ces alvéoles contiennent encore quelques éléments dans lesquels on peut reconnaître des cellules soit de nature conjonctive, soit de nature épithélioïde. Parmi ces dernières on remarquera, dans un alvéole, une grosse masse de protoplasma frangé et cassé sur un de ses bords, munie de deux énormes noyaux dont l'un, en bissac, est sur le point de se segmenter.

La figure B représente une région à caractères franchement carcinomateux. Les cellules qu'on y remarque sont les unes encore assez reconnaissables comme cellules conjonctives ; ce sont des masses de protoplasma, appliquées contre les faisceaux fibreux et munies d'un gros noyau. D'autres amas protoplasmiques très larges, contenant quatre ou cinq noyaux et que l'on ne peut considérer que comme des cellules épithélioïdes de carcinome sont absolument comparables au contenu des tubes épithéliaux qui leur sont contigus et qui représentent de l'épithélioma pavimenteux tubulé typique. (C).

Les tubes, qui ne sont autres que des conduits galactophores et des acini glandulaires dilatés par les produits d'une néoplasie épithéliale, sont remplis d'un protoplasma granuleux où nagent un grand nombre de noyaux. Les noyaux situés contre les parois sont seuls entourés de lignes sombres qui indiquent un commencement de division de la masse en cellules. Il n'y a certes aucune différence entre cet état et celui figuré en B.

D'après ces deux exemples, on doit admettre que

les cellules du carcinome servent d'intermédiaires
entre les cellules du sarcome et celles de l'épithélioma
tubulé et que les tumeurs épithéliales ne sont pas
absolument différentes des tumeurs conjonctives,
puisque on trouve, entre ces deux ordres de néoplasmes, des transitions insensibles. Ces transitions
nous ont conduits jusqu'à l'épithélioma tubulé. Celui-
ci est généralement regardé comme une néoplasie
épithéliale embryonnaire lorsque les cellules ne sont
pas encore limitées par des contours bien dessinés,
comme dans l'exemple que nous venons de citer. La
forme tubulée nous permet donc de passer à une
autre tumeur épithéliale mieux caractérisée encore,
telle que l'épithélioma pavimenteux lobulé, à cellules
limitées par des contours réguliers; puis enfin à la
forme d'épithélioma dont les cellules soient le mieux
individualisées, nous voulons parler de l'épithélioma
dont les cellules, munies de crènelures sont identiques à celles des couches profondes de l'épiderme.

Arrivé là, il n'est pas difficile de passer de l'épithélioma pavimenteux à l'épithélioma dont les cellules sont cylindriques ; il suffit, pour cela, de se
remémorer que, dans certaines tumeurs, nous voulons dire les polypes qui ont leur siège aux orifices
naturels, les deux formes, pavimenteuse et cylindrique de l'épithélium jouent le même rôle. Lorsqu'un polype prend naissance sur une muqueuse à
épithélium cylindrique, la muqueuse pituitaire, par
exemple, il est d'abord recouvert d'un épithélium de
même forme que celui qui lui a donné naissance ;
mais dès que ce polype fait saillie à l'intérieur, la

partie qui se développe au dehors se recouvre d'un épithélium pavimenteux. Il faut donc admettre que ces deux formes épithéliales sont équivalentes l'une de l'autre, et ainsi est constituée une transition naturelle entre l'épithélioma pavimenteux et l'épithélioma cylindrique.

Nous avons donc démontré notre première proposition : *Entre les tumeurs conjonctives et le carcinome, il existe des formes de transition. Des transitions conduisent également du carcinome aux formes que l'on donne comme type des tumeurs épithéliales.*

Les deux faits que nous avons cités nécessitent, sur un point, une discussion de la plus haute importance, au sujet de la relation qui existe entre le sarcome et le carcinome. Ces deux cas présentent une région où des cellules, soit épithélioïdes, considérées comme sensiblement caractéristiques du carcinome, soit endothéliales, sont contenues dans un stroma alvéolaire. On pourrait nous objecter que cette disposition rappelle la structure de ce que Billroth, Rindfleisch, etc., appellent le sarcome alvéolaire ; que nous avons eu tort de nous en servir pour établir un rapport de transition entre le sarcome et le carcinome ; qu'il n'y a là qu'une concommitance et que ces deux faits ne sont que des exemples de tumeurs *mixtes* ou *composées*, dans lesquelles s'observent différentes formes néoplasiques, qui n'ont pas de relations histogénétiques entre elles.

Or, nous rappellerons que la place que doit occuper le sarcome alvéolaire est justement très discutée, et que certains lui donnent le nom de carcinome réticulé. Ceux qui accordent plus d'importance à l'élément cellulaire et regardent la présence d'un stroma à fines mailles comme un accident, préféreront la première dénomination (Billroth, Rindfleisch); d'autres, pour lesquels l'existence d'un stroma fibreux constitue le caractéristique du carcinome, adopteront la dénomination de *carcinome réticulé*. Ce point sera discuté plus loin.

Nous allons revenir aux tumeurs conjonctives et établir, en suivant une voie inverse, qu'en prenant l'épithéliome comme exemple de transition et le carcinome comme type le plus éloigné du point de départ, on arrive à la même conclusion, savoir, que des transitions graduelles existent entre ces différentes néoplasies.

La première tumeur que nous citerons est l'endothéliome.

L'endothéliome (1) se développe aux dépens des cellules qui revêtent les faisceaux du tissu conjonctif; on peut le définir une *tumeur constituée par cellules conjonctives ayant tous les caractères de*

(1) CH. ROBIN, *Recherches anatomiques sur l'épithélioma des séreuses* (journal de l'Anat. et de la phys.), 1869.

VIRCHOW, *Pathologie des tum.* t. II. p. 105 et 348.

NEUMANN (de Kœnigsberg) : *Ueber Sarcom mit endothelialen Zellen Arch. der Heilkunde*, 1872.

C. GOLGI, *Sulla structura e sullo sviluppo degli psammomi* 1869.

BOUCHARD, LACROUSILLE, *Bull. de la Soc. anat.* 1874.

CHARCOT, *Arch. de phys. normale et path.* 1869.

celles qui recouvrent les cavités séreuses. Cette définition ne s'applique pas au sarcome, car, dans celui-ci, la substance intercellulaire joue un grand rôle ; ce rôle est, au contraire, à peu près nul dans l'endothéliome.

Son siège de prédilection est dans toutes les régions de la dure-mère. Quelques auteurs placent son point de départ dans la couche endothéliale qui revêt la face interne de la dure-mère et représente ce qu'on appelle le feuillet pariétal de l'arachnoïde ; nous pouvons rejeter cette opinion en faisant remarquer que les tumeurs du feuillet viscéral de l'arachnoïde évoluent surtout dans le sens du sarcome globo-cellulaire et qu'il n'y a pas de raison pour qu'il en soit autrement pour le feuillet pariétal de celle-ci.

Un exemple de cette tumeur nous a été fourni par M. le professeur Gayet ; il s'agissait d'une tumeur du volume d'une mandarine, siégeant au niveau de la selle turcique, chez une femme atteinte de cet ensemble de déformations céphaliques connu sous le nom de *léontiasis*. La tête, conservée, fait partie de la collection d'anatomie pathologique de la Faculté.

Par le raclage, on a obtenu des cellules ayant, pour la plupart, un aspect fusiforme tout à fait semblable à celui des corps fibro-plastiques du sarcome fasciculé. Mais bien peu de ces cellules ont réellement cette forme. M. Robin a fait remarquer que si on les fait rouler sur la lamelle couvre-objet en appuyant un peu sur celle-ci ou en faisant passer un courant d'eau dans la préparation, on étale ces cellules sous forme de plaques lamelleuses très minces ; la figure 11 représente un groupe de ces cellules telles que nous les avons obtenues. En outre, un bon nombre d'entre elles présentent des crêtes d'empreinte, telle que celle dessinée sur la figure qui possède également des prolongements protoplasmiques. La tumeur présentait un très grand nombre de corps arrondis, formés de cellules imbriquées en couches concen-

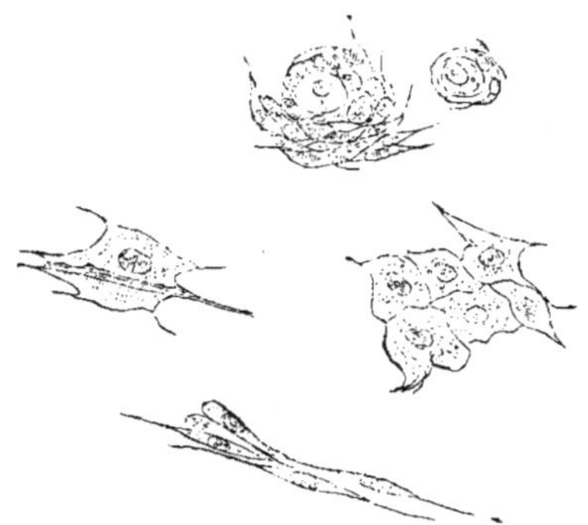

Fig. 11. — Endothéliome. — Cellule plate, ramifiée, présentant une crête d'empreinte (cellule endothéliale). — Plusieurs de ces cellules réunies et vues de face. — Ailleurs d'autres cellules vues de profil et simulant des cellules fuso-cellulaires. — En haut, deux globes endothéliaux. — Ocul. 1, Obj. 7.

triques, aplaties les unes contre les autres comme les écailles d'un bulbe d'oignon (fig. 11) ; on ne peut méconnaître là des figures analogues aux globes épithéliaux de l'épithélioma pavimenteux lobulé ; on peut les appeler globes endothéliaux. Ils sont composés d'une masse centrale de protoplasma finement granuleux, munie d'un ou deux noyaux et dans laquelle l'on peut assez souvent reconnaître une véritable cellule arrondie.

Sur des coupes minces, on constate que la tumeur est lobulée ; chaque lobule est entouré d'une zone assez fine de tissu fibreux. Ainsi sont formées de larges mailles occupées par les cellules et les globes que nous venons de décrire.

La vascularisation de l'endothéliome est ordinairement peu développée. Robin et Thiersch y ont pratiqué des injections : ils ont constaté l'existence d'un réseau plus ou moins riche de vaisseaux qui se ramifient dans ce tissu conjonctif interlobulaire, et ne pénètrent pas entre les cellules dans l'intérieur des lobules.

L'endothéliome contient souvent des points calcifiés très nombreux, ce qui leur a fait donner par Virchow le nom de *psammomes*. La calcification porte surtout sur le centre des globes cellulaires qui deviennent ainsi de petits grains très réfringents, arrondis ou ovoïdes, composés de zones cristallines concentriques (1).

---

(1) Pour MM. Cornil et Ranvier les concrétions calcaires des globes endothéliaux et ceux-ci même, sont toujours une dépendance des vaisseaux. Les vaisseaux circulent entre les cellules endothéliales qui n'opposent qu'une faible résistance à la pression sanguine. Ainsi se forment de petites dilatations sacciformes, des bourgeons creux, suivant ces auteurs. dont la paroi est formée de cellules endothéliales refoulées. La cavité de ces bourgeons s'incruste de sels calcaires et l'on observe dès lors des grains calcifiés, entourés de cellules plates disposées en lignes arrondies, concentriques. MM. Cornil et Ranvier refusent d'admettre que ce soient là de véritables globes analogues à ceux de l'épithéliome pavimenteux. C'est à cause de ces rapports, généralement niés, des vaisseaux avec les cellules, qu'ils classent cette tumeur parmi les sarcomes. Cette description a été combattue par la plupart des observateurs et notamment par Neumann.

D'après cette description nous pouvons établir les nombreux points de ressemblance que l'endothé-liome, tumeur d'origine conjonctive, présente avec les tumeurs épithéliales. Ses analogies, au contraire, avec les sarcomes sont très minimes : les cellules ne sont pas figurées d'après le type des cellules sarcomateuses ; la structure de l'endothéliome n'est pas la même que celle des sarcomes.

L'analogie avec l'épithélioma pavimenteux lobulé est au contraire très grande. Dans sa structure géné-rale, l'endothéliome est composé de lobules, ou masses cellulaires, isolés les uns des autres par des travées conjonctives, peu régulières, comme on l'ob-serve dans l'épithélioma. Le système vasculaire de ces deux types de néoplasmes est construit sur le même modèle. Les éléments cellulaires ont aussi beaucoup de ressemblance ; ils revêtent, dans l'endo-théliome, la forme aplatie et polygonale qu'on retrouve dans les couches moyennes du corps mu-queux de Malpighi à l'état normal et dans les can-croïdes qui y prennent naissance ; on y a observé aussi, à côté des cellules à crêtes d'empreintes, des cellules crénelées comme celles de la peau.

En appelant *épithélioma des séreuses* la tumeur que Golgi nommait plus tard *l'endothéliome,* M. Ro-bin se plaçait donc à un point de vue plus élevé que la théorie d'ailleurs postérieure en date, qui veut qu'une tumeur d'aspect épithélial naisse d'un épithélium, et qui refuse le nom d'épithé-liome à une tumeur née dans le tissu conjonctif. Cette dernière voie est celle où sont entrés MM. Cornil et Ranvier, Golgi, Neumann ; voyant l'origine indiscutable de l'endothéliome (nom qui ne préjuge rien) dans une dépendance du tissu conjonctif, la dure-mère, ils en ont fait, les premiers, un sarcome, et le dernier de ces auteurs, un carcinome. Les analogies avec le carcinome sont certainement plus réelles que celles avec le sarcome. Telle est également l'opinion exprimée par M. Chambard (1), à propos de la relation d'un cas d'endothéliome. Voici la description qu'il en donne :

« L'aspect de la préparation rappelle à la fois les caractères du carcinome et ceux de l'épithéliome. Un stroma conjonctif limite les alvéoles remplies de cellules dont le mode d'arrangement et l'évolution sont tout spéciaux.

« Le stroma relativement peu abondant est formé de tissu conjonctif, ici lâche et celluleux, ailleurs plus serré et condensé. Il est parcouru par un riche réseau vasculaire consistant en artérioles à parois épaisses et musculeuses, en capillaires et en veinules larges, à parois très minces et peu distinctes du tissu ambiant.

« Ce stroma limite des alvéoles arrondis que subdivisent encore de minces cloisons conjonctives parcourues par des capillaires d'une grande finesse ; ils sont bourrés de cellules dont la disposition très compliquée en apparence, peut être ramenée à la conception schématique que voici : au centre de l'alvéole se trouve un globe épidermique et tout l'espace com-

---

(1) *L'Encéphale*, n° 1, mars 1881.

pris entre ce globe central et les parois alvéolaires,
est rempli par des cellules plates qui libres, non ci-
mentées, mais fortement serrées les unes contre les
autres, sont ordonnées par rapport au globe épidermique de manière à former une sorte de tourbillon
dont il occupe le centre. Tout le contenu alvéolaire
en un mot représente un gros globe épidermique.

A ne considérer que le stroma et la configuration
alvéolaire de notre tumeur, nous devrions l'attribuer
au genre carcinome qui, d'après la définition de
MM. Cornil et Ranvier, que nous regardons comme
la meilleure de toutes, est caractérisée par un stroma
conjonctif limitant des alvéoles qui forment, par
leur communication, un système caverneux et com-
muniquant avec les vaisseaux lymphatiques. Ces
alvéoles sont remplis de cellules libres les unes par
rapport aux autres dans un stroma plus abondant.
« Elle échappe cependant à la dernière condition de
cette définition, et se rapproche donc du genre épithéliome par l'uniformité de type de ses cellules, la
soudure de celles d'entre elles qui occupent le centre
des alvéoles et leur ordination sous forme de globes,
nous ne dirons pas épidermiques, car on n'y observe
aucune trace de kératisation, mais bien épidermoïdes.

« Ainsi placée entre le genre carcinome et le genre
épithéliome, la tumeur qui fait l'objet de ce travail
nous semble se rapprocher plutôt du premier que du
second. La structure alvéolaire nous semble être un
caractère générique bien plus important que son
évolution épithéliale. « Comme le carcinome, elle
paraît prendre naissance au sein des espaces conjonc-

tifs et des canaux lymphatiques de la pie-mère où nous avons vu qu'elle revêtait un type purement carcinomateux : la dénomination de *carcinome épithélioïde* nous paraît donc être celle qui lui convient le mieux. »

M. Chambard appelle cette tumeur un *carcinome épithélioïde*, mais il déclare, non sans embarras, quelques lignes plus bas, qu'il tient toujours, pour la meilleure, la définition du carcinome donnée par MM. Cornil et Ranvier. Pour M. Chambard, comme pour ces derniers auteurs, le carcinome devrait donc être une tumeur conjonctive sans analogie avec les tumeurs épithéliales; d'autant que dans un autre travail (1) sur un cas de carcinome primitif de la peau, M. Chambard s'applique à démontrer que des cellules de carcinome, appliquées à la partie profonde des cônes épidermiques interpapillaires, sont bien différentes des cellules du corps muqueux de Malpighi.

Cependant M. Chambard est obligé de reconnaître qu'une tumeur, carcinome par son stroma alvéolaire, est un épithéliome par ses cellules et leur disposition. Il accole donc le qualificatif *épithélioïde* au nom de carcinome, deux mots qui ne sauraient aller ensemble, s'il est vrai que le carcinome est une tumeur conjonctive. Si nous considérons, au contraire, que l'épithéliome ne peut naître que d'un tissu épithélial, ce qui est d'ailleurs admis par tout le monde, il doit en coûter beaucoup à M. Chambard d'employer le

____

(1) *Carcinome primitif de la peau. Arch. physiol.* 1879.

mot épithélioïde à propos d'une tumeur née dans la pie-mère, c'est-à-dire dans une dépendance du tissu conjonctif.

En résumé, l'endothéliome, tumeur d'origine conjonctive, qu'on est obligé de rattacher, d'après sa structure, soit au sarcome, soit mieux encore à l'épithéliome ou au carcinome, est un excellent exemple des transitions que nous trouvons, pour notre part, entre les néoplasmes conjonctifs et les néoplasmes épithéliaux. Il nous fournit encore l'embarras où l'on peut être si l'on n'est pas familiarisé avec l'idée de ces transitions.

Nous citerons maintenant une tumeur de la dure-mère, bien faite pour jeter le trouble dans l'esprit des histologistes qui ne peuvent concevoir d'autre origine à l'épithélioma qu'un épithélium glandulaire ou de recouvrement ; il s'agit d'un épithélioma pavimenteux né dans la dure-mère. Il n'est plus question d'une simple analogie, d'une ressemblance avec l'épithélioma, telle que celle que nous offrait l'endothéliome ; c'est l'épithélioma lui-même, qui se produit dans un tissu conjonctif.

Nous l'avons dessinée à un fort grossissement pour montrer ses éléments cellulaires (fig. 12) ; mais si nous nous étions contenté de ce dessin on aurait pu nous objecter que, dans un autre point rapproché, la tumeur pouvait présenter un stroma alvéolaire qui en eût fait un carcinome et par conséquent une tumeur dont la présence, dans la dure-mère, n'eût eu rien d'extraordinaire pour les auteurs qui placent le carcinome dans les tumeurs conjonctives. Aussi l'avons-nous encore représentée (fig. 13) à un très faible grossissement (40 diamètres), auquel on ne peut méconnaître la structure lobulée de la tumeur. Celle-ci est entourée d'une coque fibreuse (fig. 13.*a*) formée de faisceaux conjonctifs onduleux; cette coque envoie, dans la masse de nouvelle formation, des prolongements fibreux qui la cloisonnent et séparent des lobules (fig. 13. *c*) composés de cellules épithéliales.

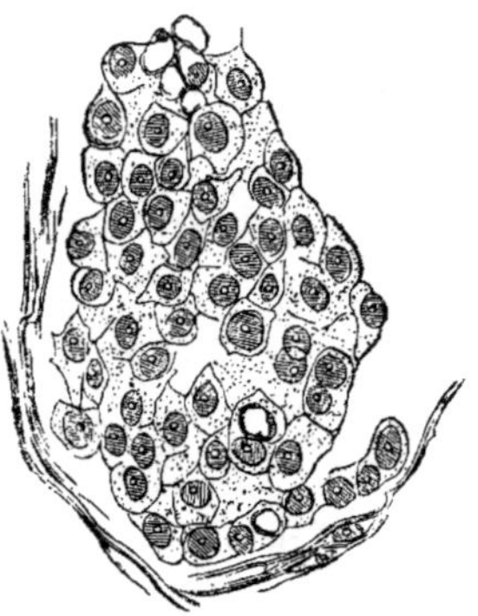

Fig. 12. — Épithélioma primitif de la dure-mère (1). — Un lobule isolé. Ocul. 1, Obj. 7.

(1) Service de M. le prof. agr. R. Tripier. — Mort le 1er février 1881. Tumeur de la dure-mère au niveau du pied de la troisième circonvolution frontale gauche et du tiers inférieur de la frontale ascendante. La tumeur paraît avoir eu pour point de départ la face interne de la dure-mère à laquelle la portion la plus volumineuse et la plus ancienne est tout à fait adhérente ; tandis que la portion la plus récente paraît appartenir à la pie-mère. Ces deux portions sont complètement adhérentes entre elles sur quelques points seulement, de telle sorte qu'il existe sur d'autres points des vacuoles qui sont les vestiges de la cavité arachnoïdienne. On voit d'autre part que les circonvolutions en rapport avec la tumeur ont été peu envahies, mais qu'elles ont surtout été refoulées et ramollies.

Aucune autre tumeur dans les autres régions.

La fig. 12 représente ces dernières dans lesquelles on peut reconnaître tous les caractères épithélioïdes des cellules de l'épithélioma pavimenteux lobulé. Elles sont polyédriques, très polymorphes, de dimensions inégales mais généralement grandes, leur noyau est très volumineux et muni d'un gros nucléole très réfringent. Quelques-unes des cellules

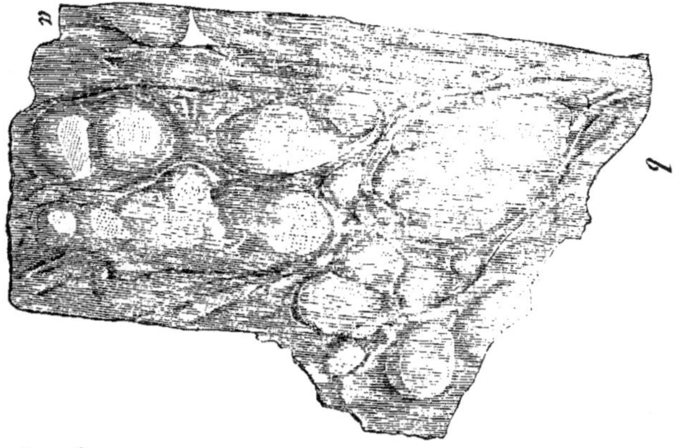

Fig. 13. — Épithéliome primitif de la dure-mère (faible grossissement). Structure lobulée.

appliquées sur les faisceaux des travées interlobulaires ont subi une tuméfaction trouble et pris une forme épithélioïde rudimentaire, c'est là une sorte de signature que le tissu conjonctif a apposée au bas de son travail épithélial.

Pour compléter les ressemblances avec l'épithélioma développé aux dépens de l'épiderme, un très grand nombre de cellules dans la tumeur ont subi une altération représentée au haut de notre dessin ;

7

elles se sont creusées de vacuoles et leurs bords très amincis ont formé un reticulum élégant. Cette altération est semblable à celle de la pustule variolique et s'observe dans tous les cas d'irritation de l'épiderme. Nous n'avons pu déterminer au juste si c'était là, pour notre tumeur, l'altération vésiculaire du noyau, décrite par Ranvier, lorsque, le nucléole se dilatant, refoule le noyau sous forme d'un croissant, à la périphérie de l'espace clair ou bien de l'*hydropisie* des cellules décrite par Wagner, ou la lésion signalée par Leloir(1). Toujours est-il qu'elle est très fréquente dans les cellules cancéreuses où elle a été reconnue par Virchow.

Il n'existe pas, dans cette tumeur, de globes épithéliaux, à moins qu'on ne donne ce nom à des amas formés de une ou deux cellules épithélioïdes, rondes, autour desquelles les trois ou quatre cellules en contact semblent s'enrouler légèrement ; ce ne seraient là que des globes épithéliaux très rudimentaires. Mais cela importe peu pour la détermination de la tumeur, la présence des globes épithéliaux n'étant pas caractéristique de l'épithélioma pavimenteux. Pour compléter sa ressemblance avec celui-ci, notre tumeur possède un système vasculaire, assez bien développé, qui se distribue exclusivement aux travées conjonctives interlobulaires et ne s'observe pas entre les cellules elles-mêmes.

Ainsi, l'endotheliome et l'épithéliome de la dure-mère que nous venons de rapporter, sont des exem-

---

(1) LELOIR, *Arch de physiol. normale et path.* 1880.

ples de transition qui nous permettent de remonter depuis les tumeurs conjonctives jusqu'à *l'épithélioma pavimenteux* lobulé à *cellules non crénelées*. De là, en remontant dans la série des tumeurs épithéliales, il nous est facile de passer à une forme dont les éléments sont mieux différenciés, l'épithélioma à *cellules crénelées ;* on ne fait ordinairement pas, en effet, de distinction entre ces deux formes. Les cellules crénelées s'observent surtout dans les cancroïdes de l'épiderme, mais elles ne paraissent pas avoir de signification particulière car on peut les rencontrer ailleurs et Rindfleisch (1) notamment les a retrouvées dans l'adénome de la mamelle. D'après les dernières recherches de Ranvier (2), les cellules crénelées se rapprocheraient peut-être, au moins quant à la forme, davantage des cellules conjonctives que les autres cellules épithéliales. Leurs prolongements, en effet, ne sont pas soudés bout à bout et ne sont pas non plus engrenés ; ils se continuent directement d'une cellule à l'autre et sont parfois assez longs pour croiser la cellule voisine et aller s'insérer à une troisième située plus loin. Ils présentent, à leur partie moyenne, un renflement nodulaire élastique. Entre les cellules et leurs prolongements se trouvent des espaces libres. « Les cellules lymphatiques qui cheminent dans les espaces compris entre les cellules épithéliales et les filaments qui les unissent, agrandissent les espaces en allongeant les filaments

(1) Rindfleisch, *Traité d'an. path*, p. 550.
(2) Ranvier, *Comptes-rendus de l'Ac. des sciences*, 1879.

nodulaires, dont les nodules s'effacent alors plus ou moins complètement sous l'influence de la distension qu'ils subissent. »

M. Ranvier conclut ainsi : « Les cellules du corps muqueux de Malpighi, formées de masse de proto-plasma munies de noyaux, ne sont pas, comme on le croit, absolument individualisées ; elles sont unies par des prolongements protoplasmiques qui leur sont communs. Chacun de ces filaments ne résulte pas de la soudure de deux filaments placés bout à bout, et le nodule qui occupe leur milieu, n'est pas la trace d'une soudure, comme l'a dit Bizzozero, comme Lott l'a prétendu ; c'est un organe élastique qui permet l'élargissement facile des espaces destinés à la circulation des sucs nutritifs entre les cellules du corps muqueux de Malpighi. C'est parce que ces cellules ne sont pas complètement séparées, c'est parce qu'elles sont confondues et non soudées par leur filaments d'union, qu'il a toujours été impossible de déterminer leurs limites par l'imprégnation d'argent et qu'il est si difficile de les isoler par la dissociation. »

On voit par les conclusions de Ranvier que les cellules dentées de l'épiderme ont de grandes analogies avec des cellules conjonctives étoilées ; il y a dans le corps muqueux ainsi décrit de nombreux points de ressemblance avec le tissu muqueux, au point de vue des éléments cellulaires et de la circulation lymphatique. Peut-être le corps muqueux de Malpighi est-il réellement construit sur le type des tissus conjonctifs en général.

Maintenant que nous en sommes aux épithéliomes, nous n'avons pas à disserter sur les analogies et les degrés intermédiaires qui existent entre la forme *lobulée* et la forme *tubulée* de l'épithélioma pavimenteux.

La forme lobulée se présente souvent sous l'aspect de tubes glanduliformes incomplètement remplis de cellules, parfois même tapissés seulement par des cellules cubiques métatypiques, rappelant d'assez près l'aspect des cellules cylindriques. L'épithélioma pavimenteux tubulé permet donc de passer à l'épithélioma cylindrique. Il constitue également une forme de transition vers le carcinome. Nous avons déjà traité ce dernier point quelques pages plus haut; nous ne pourrions y revenir qu'au moyen de redites inutiles. Nous ajouterons seulement que l'épithélioma tubulé, au point de vue de sa marche, présente avec le carcinome des analogies plus grandes que les autres variétés des tumeurs épithéliales proprement dites. Par le développement de ses moyens de nutrition, la prolifération s'y fait avec une grande rapidité, et, plus que dans tout autre épithélioma, la végétation épithélioïde tend à rompre sa barrière conjonctive et à s'étendre dans ces mailles lymphatiques du tissu cellulaire. Dès ce moment, comme nous le verrons plus loin, l'épithélioma tubulé est un carcinome. Dans les autres épithéliomes au contraire, la nouvelle formation cellulaire par son accroissement lent, par sa tendance notamment à subir, dans la peau, la métamorphose cornée, par sa nutrition insuffisante, présente une marche bien moins rapide; la tumeur reste, dans l'espèce, bien plus longtemps, pour ne pas dire toujours, à l'état de cônes d'involution bien limités par une barrière conjonctive forte et résistante. Dès lors les caractères carcinomateux, que les tumeurs nées dans les épithéliomes ne possèdent réellement bien qu'au moment où elle ont pénétré dans les espaces conjonctifs, ces caractères sont bien plus tardifs et souvent même n'apparaissent jamais.

La démonstration de notre seconde proposition est maintenant achevée. *Entre les tumeurs conjonctives et l'épithéliome, il existe des formes graduelles intermédiaires. Des transitions également permettent de passer de l'épithéliome au carcinome.*

*
* *

Dans ce chapitre, on aura vu que la cellule embryonnaire, par des modifications morphologiques de plus en plus complexes, permet de parcourir l'échelle ascendante des tumeurs de la série connective jusqu'à l'enchondrome et l'ostéome. Et, bien plus, que la cellule connective permet de passer sans transition brusque et par l'intermédiaire des cellules du *cancer endothélial*, des tumeurs conjonctives au carcinome et aux tumeurs épithéliales.

Si l'on a bien compris la marche que nous avons suivie, on a pu voir que nous avions deux voies, deux

moyens pour établir des transitions entre les néoplasmes conjonctifs et les néoplasmes épithéliaux.
Nous donnons, dans le tableau suivant le schéma de
la gradation que nous avons suivie :

POINT DE DÉPART : TUMEURS CONJONCTIVES

A Xanthoma.	B Endothéliome.
Carcinome.	Epithél. de la dure-mère.
Epithéliome tubulé.	Epith. pav. lobulé simple.
Epithél. pavim. simple.	Epith. pav. à cellules crén.
Epith. pav. à cellules cré-nelées.	Epithélioma tubulé.
	Carcinome.

CHAPITRE II

Epithéliome et Carcinome

Sommaire. — Origine le plus souvent commune de l'épithéliome et du carcinome. — L'épithéliome naît et se développe par *involution*. Exemples: Epithéliomas des feuillets externe et interne. hétéradénomes et adénomes. — Différentes opinions sur les relations d'origine et de forme qu'affectent entre eux ces deux néoplasmes. — Le carcinome est le plus souvent le résultat de la transformation d'un épithéliome. — Un épithéliome se transforme en carcinome lorsque ses éléments pénètrent dans le tissu conjonctif. — Critique. La distinction entre certaines formes de tumeurs conjonctives, de carcinome et d'épithéliome est parfois impossible et inutile.

Dans notre premier chapitre, nous avons montré, d'une part, combien sont grandes les ressemblances morphologiques qui existent au point de vue des cellules, entre les tumeurs conjonctives et le carcinome (1). D'autre part, nous avons insisté sur la difficulté que l'on peut éprouver, au simple point de vue de

(1) On pourrait, d'après ce que nous avons dit dans le chapitre précédent, nous reprocher l'emploi des mots carcinome et épithéliome; nous les conservons parce qu'ils sont compris de tout le monde, en France, et qu'on pourra ainsi mieux nous suivre.

l'examen histologique, à distinguer le carcinome des tumeurs épithéliales proprement dites, et nous en avons conclu que cette distinction n'est pas nécessaire. Nous nous proposons maintenant d'établir, que le carcinome, considéré par plusieurs auteurs recommandables, comme une tumeur conjonctive, se comporte, le plus souvent, eu égard à son origine et à son évolution, comme une tumeur épithéliale. Nous aurons ainsi démontré que le carcinome est un bon exemple de transition entre les néoplasmes conjonctifs et les néoplasmes épithéliaux.

Le processus qui préside à la formation et à l'accroissement de toute tumeur épithéliale est celui que M. Robin a désigné sous le nom de processus d'*involution* ; c'est lui aussi qui détermine la formation des glandes à l'état physiologique ; les productions épithéliales pathologiques ne diffèrent donc pas en cela de ce qu'on observe à l'état normal. Nous avons déjà longuement décrit la série des phénomènes d'involution épithéliale, lorsque nous avons parlé des développements du testicule et de l'ovaire ; nous prendrons ici, pour nouvel exemple, le développement des glandes de la peau.

Au troisième mois de la vie intra-utérine, l'ectoderme est formé d'une couche de cellules cylindriques. Lorsqu'une glande sébacée ou sudoripare va se former, la couche cellulaire de revêtement se déprime en doigt de gant, s'invagine en formant dans le derme une sorte de bourgeon. De nouvelles cellules s'ajoutent aux premières, la dépression se creuse de plus en plus et se termine par une extrémité borgne. Plus tard

les deux ordres d'organe glandulaire se différen-
cient : les glandes sudoripares se développent seulement en profondeur, leur cavité est toujours unique ;
pour les glandes sébacées, au contraire, des bourgeons
multiples apparaissent sur les côtés du bourgeon
primitif, de sorte que plusieurs culs-de-sac glandulaires
renflés en massue à leur extrémité libre, sont appen-
dus à un canal excréteur unique.

Lorsque la fonction physiologique de la glande
commence à s'établir, l'activité formative des cellules
se tourne dans un autre sens : les cellules se multiplient non plus pour contribuer à augmenter le volume
de l'organe, mais pour subir des métamorphoses, qui
aboutissent à la formation du sebum, de la sueur, ou
du lait, s'il s'agit de la glande mammaire, etc. Cette
production de culs-de-sacs glandulaires simples ou
multiples, constitue ce qu'on appelle les phénomènes *d'involution, d'introrsion.*

Il est facile de constater que les choses se passent
bien ainsi. Sur la paroi des glandes pilo-sébacées, on
retrouve les différentes couches du corps de Malpighi ; la couche la plus extérieure des culs-de-sacs
est formée de cellules cylindriques semblables aux cellules les plus profondes du corps muqueux, preuve
évidente que les glandes sont le résultat d'une inva-
gination.

Les épithéliomes se développent de la même manière ; les cellules de nouvelle formation, au lieu
d'évoluer dans le sens physiologique d'une sécrétion,
par exemple, reprennent leur rôle d'accroissement
qu'elles avaient au moment où la glande se formait ;

leur augmentation de nombre donne naissance à des prolongements analogues à des culs-de-sacs glanduliformes dont l'accumulation constitue une tumeur ; elles semblent, en outre, ne pas pouvoir atteindre la forme normale et présentent des formes diverses que Waldeyer et M. Malassez désignent sous le nom de *métatypiques* (1).

En un mot, lorsqu'une glande sébacée ou sudorale, par exemple, donne naissance à une tumeur épithéliale, le phénomène normal d'involution se continue dans la profondeur de l'organe ; la glande d'abord simple ou peu s'en faut, se complique de plus en plus et arrive au feuillet moyen, toujours sous la forme d'introrsions épidermiques en conservant plus ou moins longtemps un aspect glandulaire.

Ces mêmes faits d'introrsion président au développement des prolongements interpapillaires que le corps muqueux de la peau et des revêtements épithéliaux envoie dans le derme. Dans le phénomène de pénétration réciproque du derme et de l'épiderme, les cônes interpapillaires se développent par introrsion. Si les tumeurs épithéliales qui y prennent naissance revêtent la forme lobulée ou tubulée, au lieu de prendre l'aspect glanduliforme, cela tient à la destination physiologique non glandulaire des cônes

Nous allons appliquer ces données générales aux différentes tumeurs épithéliales qu'on observe sur les tissus émanés des deux feuillets externe ou interne du blastoderme ; par la même occasion, nous pour-

(1) Voyez fig. 10 et 15

rons faire remarquer que la plupart des tumeurs décrites sous les noms *d'hétéradénomes* et *d'adénomes* ne sont en somme que des épithéliomes ayant gardé plus ou moins l'aspect normal du tissu où ils ont pris naissance. En tout cela, nous ne ferons qu'une étude d'ensemble; nous renvoyons, pour les détails, aux descriptions qui sont données par tous les auteurs.

I. — *Epithéliomes du feuillet externe, de la peau.*

Ils siègent soit dans l'épiderme, soit dans les glandes de la peau.

Epithéliomas de l'épiderme. Ils revêtent le plus souvent la forme des tumeurs décrites en clinique sous le nom de cancroïdes.

Ils consistent, comme nous l'avons déjà dit, en un développement exagéré des cônes épidermiques interpapillaires, qui s'accroissent en profondeur par le mécanisme des introrsions épithéliales. Les globes épidermiques cornés ou non, s'observent surtout au centre des lobules, car, dans le phénomène d'introrsion, ce centre correspond aux cellules les plus anciennes qui seraient devenues cornées si, au lieu de former une tumeur, l'épiderme avait suivi son évolution régulière vers la surface tégumentaire. Ces tumeurs présentent surtout un développement en surface; cette marche tient à l'atrophie du système sanguin des papilles, chez les vieillards; sur les jeunes sujets, au contraire, les involutions se développent indéfiniment en profondeur parce qu'elles rencontrent toujours au-dessous d'elles des régions suffisamment irriguées. Les involutions prennent alors surtout la forme de l'épithélioma pavimenteux *tubulé ;* il est fréquent de rencontrer, sur le col utérin, des tumeurs constituées par des parties lobulées et des parties tubulées ; ces dernières correspondent aux introrsions profondes dans lesquelles on n'observe plus de globes épidermiques, circonstance qui pourrait faire localiser, à tort, l'origine dans les glandes et non dans la muqueuse de revêtement. Pour le dire en passant, il ne convient pas de distinguer deux formes, *lobulée* et *tubulée*, dans l'épithélioma pavimenteux ; la seconde forme provient d'une simple transformation de la première.

Epithéliomas des glandes sébacées. — Ils se développent, avons-nous dit, par des introrsions. A un moment donné, dans les culs-de-sac épithéliaux néoformés, — qui jusqu'alors avaient gardé une certaine parenté morphologique avec la glande où ils avaient pris naissance, — se produisent des fentes, des ruptures d'où sortent du pus et de la graisse. Si on trouve des cellules épithéliales dans ce pus, on peut être sûr qu'on a affaire à un épithélioma glandulaire dont elles sont la marque originelle, à un épithélioma ayant subi la transformation athéromateuse.

L'acné varioliforme, bien décrite par M. le professeur Renaut est encore le résultat d'une introrsion qui s'opère dans les glandes sébacées. « La tumeur tout entière est formée par des bourgeons ectodermiques affectant chacun la forme d'une larme dont la base est profonde et la pointe superficielle ». (1) A mesure qu'elles se produisent dans la glande, les cellules deviennent globuleuses, s'infiltrent d'éléidine, se fusionnent et constituent un petit globe corné qui ne peut s'éliminer. « Par son mode de production, d'extension, d'évolution, le molluscum de Bateman (acné varioliforme), se rapproche plus des tumeurs proprement dites et des épithéliomes en particulier, que des productions acnéiques. Certains molluscums lobulés et compliqués ont une apparence si semblable à celle du cancroïde que l'on peut discuter leur définition. »

Les loupes se transforment assez souvent en épithéliomes. C'est là une nouvelle espèce d'épithéliome des glandes sébacées développé par involution. Nous avons pu en observer un cas (2). Primitivement, la tumeur avait été un kyste, qui s'était ouvert et avait donné issue à une matière purulente. Cet état correspondait à une période d'inflammation et de dilatation de la paroi. Plus tard, le kyste s'était transformé en une masse solide. Cette transformation se fait, dans les cas semblables, de la manière suivante : la surface interne est recouverte de cellules cylindriques correspondant à la partie la plus profonde du corps muqueux de Malpighi ; peu à peu ces cellules prolifèrent vers le centre de la cavité, et celle-ci se comble par bourgeonnement de la paroi.

(1) M. Renaut. *Anatomie pathologique de l'acné varioliforme.* *Lyon médical*, 1880.
(2) Service de M. D. Mollière. Salle Saint-Louis, 31 déc. 1880.

Ce contenu nouveau, au lieu de subir une dégénérescence graisseuse complète et de s'éliminer, ne
dégénère que partiellement ; il garde une certaine
vitalité qui fait de lui un tissu. En outre, certaines
cellules deviennent kératoïdes, des globes épidermiques se forment et un épithéliome est dès lors
constitué. Il est encore à remarquer que la paroi de
ces tumeurs est formée de tissu conjonctif dont les
alvéoles peuvent être envahis, et qu'une infection
ganglionnaire est ainsi possible.

II.—*Epithéliomes du feuillet interne, des muqueuses.*

Sur les muqueuses de revêtement, c'est-à-dire à
épithélium pavimenteux stratifié, les choses ne diffèrent pas de ce qu'on observe sur la peau, nous n'y
reviendrons pas et nous ne nous occuperons que des
muqueuses dont les cellules sont cylindriques ou
dont les glandes sont garnies d'un épithélium cylindrique : sur ces dernières, les tumeurs épithéliales
se développent d'après les mêmes lois d'involution
qui président au développement de l'épithélioma
dérivant du feuillet externe ; les culs-de-sacs sont
seulement revêtus par un épithélium cylindrique. De
même que, dans le feuillet externe, se produisent des
introrsions lobulées ou tubulées remplies d'épithélium
pavimenteux, cubique ou cylindrique, ainsi, dans le
feuillet interne, se produisent des introrsions revêtues
d'un épithélium de même nature.

On peut prendre pour type les épithéliomas de
l'estomac. Dans ces tumeurs, la muqueuse et la cou-

che musculaire sont hypertrophiées, sur des coupes pratiquées perpendiculairement à la surface, on aperçoit des stries, plus ou moins rayonnées, allant de la couche musculeuse à la superficie. Au microscope, on trouve les glandes élargies, au début, avec des culs-de-sacs plus nombreux.

Bientôt on constate l'existence de culs-de-sac additionnels ayant des caractères à peu près normaux, mais dont les cellules sont plus ou moins *métatypiques*. A la périphérie, il existe une zone d'irritation dans laquelle le processus se poursuit de la même façon, c'est-à-dire d'introrsions en introrsions qui aboutissent à la formation de nouveaux culs-de-sac. Puis la muqueuse est franchie ; dans la couche sous-muqueuse se développe une lymphangite proliférante dont les éléments ont, en apparence, le caractère des cellules indifférentes, mais sont en réalité des cellules épithélioïdes un peu plus petites qu'à l'ordinaire. Ces cellules arrivent, par les lymphatiques, dans les organes voisins, le foie par exemple, où elles reproduisent de nouvelles tumeurs.

Si nous passons à des tumeurs d'autres organes et que nous recherchions les faits qui président à leur développement, nous les voyons toujours apparaître par des introrsions.

Depuis les recherches de M. Malassez (1) il est établi qu'un bon nombre des cas décrits sous le nom de *maladie kystique du testicule*, sont des *épithéliomes kystiques* ou myxoïdes. Il en est de même pour un

---

(1) Malassez., *Arch. de phys.*, 1875.

grand nombre des kystes de l'ovaire (1). Ces épithéliomes débutent, comme partout, par des involutions développées aux dépens des tubes de Pflüger ou des follicules de Graaf. « Nous trouvons, disent MM. Malassez et de Sinéty, à la place des formations épithéliales physiologiques qui aboutissent au follicule de Graaf, des formations épithéliales complètement différentes, se développant suivant le type des épithéliums de revètement et constituant des cavités kystiques. Celles-ci peuvent avoir parfois le siège, le volume, la forme des follicules normaux et des tubes de Pflüger, mais elles n'en ont jamais la structure. Ces néoformations qu'on peut observer dans d'autres organes, dans le testicule en particulier, rentrent dans cette catégorie de tumeurs appelées adénomes par quelques auteurs, mais que l'un de nous a proposé de désigner sous le nom *d'épithéliomes mucoïdes*, afin de rappeler les ressemblances qui existent entre leur épithélium et le revètement épithélial des muqueuses normales. »

Ainsi, l'involution qui a donné naissance aux follicules de Graaf, au lieu de s'arrèter, peut se continuer et produire des tumeurs. Il en résulte de petits appareils *glanduliformes,* bilobés ou multilobés ; si leur orifice s'oblitère, ils se transforment en un petit kyste C'est là un premier degré du processus d'involution (2). Souvent les choses ne s'arrètent pas à ce

(1) Malassez et de Sinéty, *Arch. de phys.*, 1879 et 1880.
(2) Nous verrons comment le volume des cavités kystiques ainsi formées peuvent acquérir leur dimension colossale par évolution muqueuse des cellules qui en revètent les parois.

point : de nouvelles introrsions se produisent dans la paroi de ce kyste, ou bien des végétations de la substance conjonctive voisine s'opèrent vers la cavité et cloisonnent le kyste primitif. Quoiqu'il en soit, et ce qu'il importe de retenir, les kystes de l'ovaire naissent tous par des involutions : s'ils se développent directement dans les follicules de Graaf, par hydropisie de ceux-ci, le processus initial a été une involution normale ; dans le cas contraire l'involution a été pathologique.

M. Malassez a décrit un cas d'épithélioma du poumon qu'il appelle un *épithélioma mucoïde primitif*. La tumeur était composée de prolongements en doigts de gant, les uns remplis d'épithélium, les autres formant des cavités tapissées de cellules épithéliales métatypiques et contenant un liquide colloïde dans lequel des cristaux de cholesterine étaient en suspension.

Quelles sont maintenant les tumeurs qui, sous d'autres noms, peuvent être considérées comme des épithéliomes ? MM. Robin, Broca, Verneuil ont appelé tumeurs *hétéradéniques*, *hétéradénomes*, des néoplasmes qui ne sont, au fond, que des épithéliomes. Nos figures 10 et 15 reproduisent des exemples de ces tumeurs. Ce sont, d'après la description de ces auteurs, des tumeurs d'apparence glandulaire où on trouve des cellules épithéliales ; quoique présentant des prolongements tubulés, elles n'ont pas de véritables cavités, comme les glandes, et les faux culs-de-sac sont limités par une paroi de tissu conjonctif. Tant qu'elles n'ont pas rompu leurs limites, elles ont des apparences vermiculaires dans leur profondeur qui sont dues à des introrsions; mais la barrière conjonctive finit par se rompre et l'évolution s'opère alors sans se circonscrire par une paroi propre. On a pu croire, un certain temps, que ces tumeurs constituaient une classe spéciale parce qu'on les observe quelquefois dans des régions dépourvues de glandes, dans les tissus osseux et nerveux, par exemple. Mais Virchow a démontré qu'il ne s'agit pas là de tumeurs primitives de ces tissus; qu'en cherchant bien à l'autopsie, on découvre toujours une tumeur épithéliale dont les manifestations nerveuses et osseuses ne sont que des nodules de généralisation. En somme, les hétéradénomes de M. Robin sont de simples épithéliomes tubulés.

Nous ferons la même observation à propos des *adénomes vrais*. Ce sont des tumeurs très rares, qu'on observe sur les glandes et qui sont constituées par une multiplication des culs-de-sac glandulaires, très analogue à ce qui se passe dans la mamelle lorsque la fonction lactée s'y prépare. Sur les adénomes, comme sur la mamelle en lactation, les culs-de-sac normaux donnent naissance à des bourgeons épithéliaux nombreux qui ne sont que de simples introrsions épithéliales. En quoi ce processus diffère-t-il de celui qui donne naissance à un épithéliome développé dans un organe secrétoire? On dit bien que le néoplasme est un épithéliome lorsque ses cellules n'ont pas tout-à-fait les caractères des cellules normales, lorsqu'elles sont métatypiques. On dit encore

que les épithéliomes ne peuvent produire une secrétion normale; mais cette distinction est délicate et
très difficile à constater, car ils secrètent souvent des
liquides conservant de loin des caractères physiologiques, comme cela arrive, par exemple, pour les épithéliomes qui aboutissent à la formation des kystes athéro-
mateux. Dans la définition des adénomes on dit bien que
ce sont des glandes dont l'épithélium est seulement
hypertrophié, mais nous ferons observer que les atlas
sont remplis de figures que l'on donne comme représentant des adénomes, et dont beaucoup pourraient
représenter des épithéliomes. En un mot, il n'existe
pas de distinction bien tranchée entre ces deux
tumeurs (1) : elles se développent de la même façon,
dans les mêmes régions ; on ne peut guère établir,
entre elles, de différences bien tranchées. Dans l'adénome pourtant, les cellules restent normales, tandis
qu'elles deviennent métatypiques dans l'épithéliome.
Ajoutons que les adénomes peuvent fonctionner comme
une glande normale, fait qui se traduit par la présence
de nombreux kystes dans les tumeurs de ce genre.
Le principal caractère propre à l'épithéliome est
d'ordre clinique : en pénétrant dans le feuillet moyen,
c'est-à-dire dans le tissu conjonctif, il peut se géné-
raliser en envoyant au loin des éléments qui végètent
et reproduisent des tumeurs semblables à la tumeur-
mère ; tandis que les adénomes sont des néoplasmes
bénins qui ne représentent, en somme, qu'une hypertrophie locale de la glande.

(1) Nous ne parlons que de *l'adénome vrai*.

Nous venons de montrer par tous ces exemples que les tumeurs d'origine épithéliale débutent par des introrsions. Passons à la seconde partie de notre démonstration; voyons comment un épithéliome peut devenir un carcinome, et, pour poser la question d'une manière plus précise, demandons-nous si le carcinome et l'épithéliome forment deux tumeurs différentes, ou s'ils ne sont qu'un seul et même néoplasme, aussi bien au point de vue de leur origine qu'au point de vue de leur morphologie.

Mais auparavant faisons le résumé des différentes manières dont les anatomo-pathologistes envisagent les rapports qu'ont entre elles ces deux tumeurs. Ici les opinions sont nombreuses et très divisées.

PREMIÈRE OPINION. — *L'épithéliome et le carcinome sont complètement différents par leur origine et leur structure.*

Ce sont là les idées généralement admises en France : elles ont pour principaux défenseurs MM. Cornil et Ranvier. Pour eux et pour Virchow, l'épithéliome a toujours son origine dans un organe épithélial ; le carcinome, au contraire, naît par une prolifération des cellules conjonctives et il est construit sur le type du tissu conjonctif, puisqu'il est constitué par des faisceaux plus ou moins fibreux dont les mailles contiennent les cellules. La présence d'un stroma fibreux est, comme on le sait, le caractère fondamental du carcinome, pour ces auteurs. Ils s'appuient surtout sur ce qu'ils ont observé dans le développement du carcinome des os ; ils ont vu les vésicules adipeuses de la moëlle redevenir embryonnaires, puis ce tissu embryonnaire se transformer en tissu fibreux (ce qu'ils nomment la phase fibreuse). C'est alors seulement qu'apparaît l'aspect franchement carcinomateux par le fait de la transformation épithélioïde des cellules contenues dans les alvéoles fibreuses.

M. Despine (de Genève) a apporté à cette doctrine l'appui de ses propres observations (1). Sur un carcinome du sein, il a constaté dans le tissu conjonctif les phases suivantes. En partant des régions les plus éloignées du néoplasme, c'est-à-dire de dehors en dedans : d'abord, une région présentant les modifications qu'on rencontre dans l'œdème simple ; la première phase du processus carcinomateux consiste donc dans un œdème. Plus en dedans, il a trouvé une zone de prolifération, où les fibrilles du tissu conjonctif sont plus nombreuses et plus fines et renferment des nids cellulaires formés par l'accumulation de deux ou trois cellules renfermant plusieurs noyaux. De cette région, on arrivait directement au tissu alvéolaire carcinomateux. M. Despine ne voit dans tout cela qu'un processus de nature purement conjonctive.

La doctrine que nous venons d'exposer est passible de plusieurs objections : elle ne tient aucun compte de l'aspect épithélioïde des cellules. En outre, en faisant consister la principale caractéristique dans la

____

(1) *Arch. phys. norm. et path.*, 1874.

présence du stroma, elle tombe sous le coup d'un grave reproche.

Comme le fait observer M. Robin (1), le stroma est justement l'élément qui n'a rien à voir avec la néoplasie, sa présence est antérieure à l'apparition de celle-ci; le stroma constitue le fond du tissu normal dans lequel se développe le carcinome. Ce que Virchow, MM. Cornil et Ranvier considèrent comme essentiel est justement ce qu'il y a d'accessoire dans le carcinome, « c'est-à-dire la disposition que présente le tissu cellulaire interposé aux cylindres et aux culs-de-sac épithéliaux quand, après avoir durci le tissu morbide, on retire de ses coupes les parties envahissantes en voie de multiplication et d'accroissement. » Enfin nous verrons plus loin les objections que Waldeyer oppose aux descriptions que MM. Cornil et Ranvier ont données sur le carcinome des os.

Seconde Opinion.— *Le carcinome et l'épithéliome peuvent se ressembler et se confondre morphologiquement, mais ils ont une origine différente : le premier, dans le tissu conjonctif, le second, dans un tissu épithélial.*

Cette opinion est très bien formulée dans les lignes suivantes que nous empruntons à Wagner (2) :

« Le cancer épithélial (l'épithéliome) procède des formations des feuillets germinatifs supérieur et infé-

(1) Robin, *Anat. et phys. cell.*, p. 602.
(2) Wagner, *Loc. cit.*, p. 493.

rieur, et par conséquent il se rapproche des néoplasmes de l'épithélium vrai, des tumeurs glandulaires
vraies et de certains kystes. Le cancer du tissu conjonctif (le carcinome), au contraire, dérive des formations du feuillet moyen, spécialement du tissu
conjonctif ordinaire, et se range en conséquence à
côté de l'hypertrophie du tissu cytogène, de la néoplasie lymphatique et du sarcome. Comme, à l'exception de la nature, de la disposition et du développement des cellules, les propriétés anatomiques et cliniques de ces deux espèces principales de cancer sont
essentiellement les mêmes et que la séparation, du
reste, ne peut pas encore en être nettement effec-
tuée, nous étudierons en même temps les propriétés
générales, anatomo-histologiques et cliniques de ces
deux néoplasmes. » Wagner va même plus loin : « Le
cancer du tissu conjonctif, dit-il, ne constitue encore
qu'une entité clinique et non anatomique (1). » Parmi
les auteurs dont les vues sont les mêmes que celles
de Wagner, nous ponvons citer Thiersch, Billroth,
Klebs, Weber.

Tous ces auteurs admettent que, dans beaucoup de
cas, il est très difficile de dire si tel néoplasme est un
carcinome ou un épithéliome. Il en est ainsi lorsqu'on
est en présence d'un tissu alvéolaire à contenu épithélioïde, dont les alvéoles sont trop grands pour
appartenir au carcinome, trop petits pour être regardés comme des culs-de-sac d'épithélioma glandulaire.
Notre figure 9, *b*, représente ces cas sur la

---

(1) WAGNER, *loc. cit.*, p. 512.

limite ; nous nous en sommes déjà servi comme exemples de transition insensible entre ces deux genres de tumeurs. Aussi, tous les auteurs que nous venons de citer évitent-ils d'employer les expressions *carcinome* et *épithéliome* ; ils englobent ces deux néoplasmes sous le terme générique de *cancer* et, lorsque la nature d'une tumeur ne leur paraît pas douteuse, ils se servent des dénominations de *cancer épithélial* ou *glandulaire* pour désigner une formation née dans un tissu épithélial ; de *cancer du tissu conjonctif* s'il s'agit de la forme à laquelle nous donnerions, en France, le nom de carcinome. D'autres, au lieu du mot *cancer,* disent *carcinome épithélial* et *carcinome du tissu conjonctif.* Le premier comprend lui-même deux formes : *a* le *carcinome épithélial* proprement dit naît aux dépens des muqueuses de revêtement ; il correspond à nos *cancroïdes,* à notre *épithélioma lobulé pavimenteux ; b* le carcinome glandulaire, né dans les glandes, se rapporte à l'*épithélioma tubulé* des auteurs français.

Ces deux noms, sous la plume des Allemands, rappellent leur manière de voir au sujet de l'origine différente de ces deux néoplasmes. Pour eux, le cancer épithélial a son origine dans un des tissus produits par l'ectoderme ou l'entoderme, c'est-à-dire, dans un tissu épithélial ; le cancer de tissu conjonctif prend naissance dans les productions du mésoderme. C'est Führer (1) qui a le premier établi cette distinction à propos d'un cancer épithélial né dans les follicules

---

(1) Fuhrer, *Deutsche Klinik,* 1851, et *Virch. Arch.,* t.IV.

pileux, mais Tiersch surtout l'a développée. Il s'appuie sur les faits suivants : lorsqu'un épithélium normal se renouvelle, à la surface d'une plaie par exemple, il ne le fait que dans le voisinage des cellules épithéliales préexistantes (bords de la plaie, greffes épidermiques) ; si des formations épithéliales apparaissent dans des organes dépourvus normalement d'épithélium, comme les ganglions lymphatiques, les os, c'est ou bien qu'il existait, dans ces organes, des inclusions de germes épithéliaux remontant à la vie intra-utérine, ou bien que ces productions ne sont que des cancers épithéliaux secondaires déterminés par l'émigration de quelques cellules d'un cancer épithélial primitif ; ou bien encore, les tumeurs résultent d'une propagation directe de tumeurs de la peau, qui ont marché en profondeur, et ont atteint les os et les ganglions. Nous avons, dans notre Introduction, montré ce qu'a de trop exclusif la doctrine de la rénovation des épithéliums au moyen seulement de cellules épithéliales préexistantes.

Pour ce qui concerne le cancer de tissu conjonctif, Thiersch, Billroth, Wagner, etc., placent son origine dans une prolifération des cellules de revêtement du tissu conjonctif.

Troisième Opinion. — *Le cancer épithélial et le cancer ordinaire, ou cancer de tissu conjonctif, ne sont qu'une seule tumeur qui prend naissance dans un tissu épithélial.*

Nous avons déjà vu plus haut que telle est

l'opinion de Forster. Le principal représentant de cette doctrine est Waldeyer (1) ; après lui viennent Klebs et Rindfleisch, MM. Malassez, Deffaux, Lancereaux. C'est à cette manière de voir que M. le professeur Pierret se rattache aussi le plus volontiers. A propos du carcinome de la peau, Klebs s'exprime ainsi (2) : « Il est secondaire ordinairement au cancer des glandes ; on peut retrouver, dans la tumeur, le premier aspect, tandis que les parties nouvelles présentent la forme alvéolaire du carcinome. » M. Deffaux, élève de M. Mallassez, dit également : « Suivant nous, il est impossible actuellement de ne pas admettre l'origine épithéliale, sinon de tous, au moins de beaucoup de carcinomes. » (3)

La plupart des auteurs qui professent les mêmes idées se servent surtout du mot *cancer*. Les noms de carcinome et épithéliome sont inutiles puisqu'ils ne représentent ici qu'un seul néoplasme ; ils ont, en outre, l'inconvénient de prêter à l'équivoque. Toutefois, sans doute, pour rappeler l'origine épithéliale qu'il assigne au cancer entendu ainsi, M. Lancereaux préfère employer la dénomination générale d'*épithéliome*.

Tout en accordant une certaine valeur à la présence du stroma, au point de vue du diagnostic grossier, les auteurs que nous venons de citer, sur-

<hr>

(1) WALDEYER, *Zür Entwickelung der Carcin. Arch. für path Anat. und Phys.*, t. XLI et LV.

(2) KLEBS, *Handb. der path. Anat.*, p. 86.

(3) Delfaux. *Tumeurs du sein d'origine épithéliale.* Th. Paris 1877.

tout Waldeyer, assoient le caractère pathognomo-
nique du *cancer* sur l'aspect *épithélioïde* des cellules ;
ils sont en cela plus logiques que ceux qui se basent
sur la structure alvéolaire. Tout tissu néoplasique
qui présentera dans son ensemble les caractères
du tissu épithélial sera un *cancer :* quels sont donc
les caractères du tissu épithélial ? C'est d'être formé
de cellules accolées quoiqu'indépendantes, placées
à côté l'une de l'autre : non reliées par des prolongements protoplasmiques, non séparées par une
substance intercellulaire proprement dite (qu'il ne
faut pas confondre avec le stroma), telles que les
substances fondamentales muqueuse, cartilagineuse
ou fibreuse, caractère important, car il sert à distinguer nettement les sarcomes des *cancers ;* enfin
de former des amas dans lesquels les vaisseaux ne
pénètrent pas.

Les *cancers* (dans le sens de Waldeyer) débutent
toujours dans un tissu épithélial. Ils commencent
par des involutions, des introrsions qui ont de la
tendance à se reproduire en n'importe quel point
de celle-ci.

Notre figure 14 (1), représente des cellules épithélioïdes déprimées en doigt de gant, dans un
endroit éloigné de la surface de la tumeur; sous
cet aspect, ce *cancer* mériterait le nom d'épithéliome proprement dit. Tout le temps que durent
les phénomènes d'introrsion correspond à une phase
de prolifération épithéliale qui ne reproduit géné-

(1) M. le professeur Delore. *Polype du col, et de l'utérus* 1880.

ralement pas des cellules normales, mais plutôt des
éléments seulement épithélioïdes *(atypiques* de Waldeyer, *métatypiques* de M. Malassez). Bientôt les
cônes épithéliaux interpapillaires de nouvelle formation, s'il s'agit d'un épithélium de revêtement,
les *culs-de-sac pseudo-glandulaires* si le processus
a débuté dans une glande, sont gorgés de cellules
métatypiques.

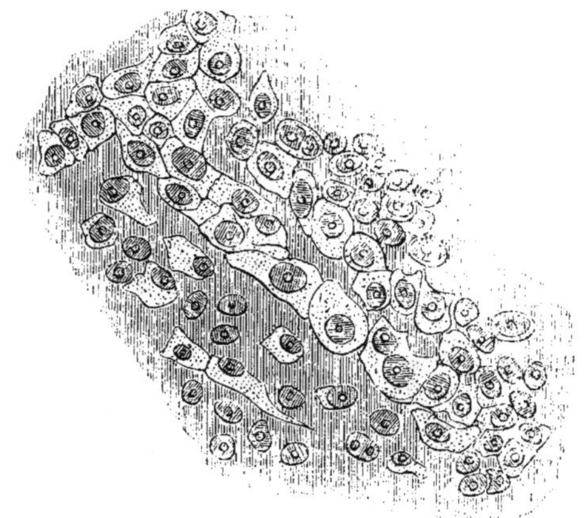

Fig. 14. — Introrsion épithéliale en voie de formation, constituée par
de grosses cellules épithélioïdes. Dans le voisinage, cellules jeunes
qui semblent se transformer en cellules épithéloïdes, substance
fondamentale indiquée par des traits noirs.

Alors intervient un phénomène qui marque une
phase nouvelle et sur lequel Waldeyer et d'autres
ont beaucoup insisté. La végétation épithéliale était
maintenue par une barrière conjonctive ; il y avait
lutte entre la poussée déterminée par une prolifération incessante et la digue conjonctive ; un mo-

ment vient où celle-ci est impuissante, où la *barrière est rompue,* comme disent les auteurs allemands. Les cellules épithélioïdes pénètrent alors dans les espaces conjonctifs et on se trouve en face d'un tissu ayant tous les caractères assignés au carcinome proprement dit, c'est-à-dire un tissu composé d'un stroma alvéolaire dont les mailles contiennent des

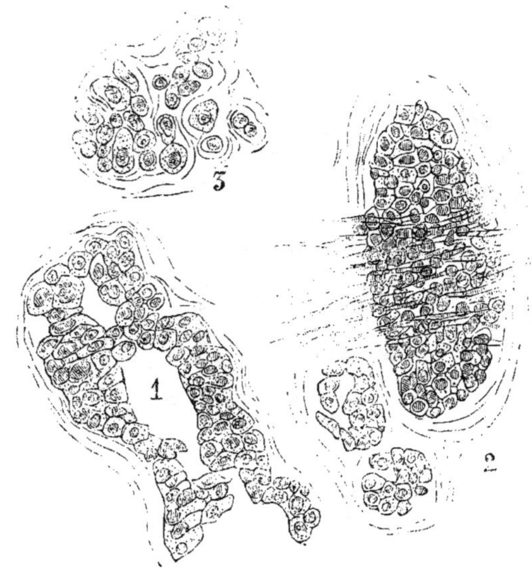

Fig. 15. — Cancer épithélial du pylore (1)

nids de cellules épithélioïdes, provenant aussi bien d'éléments métatypiques émigrés que des cellules conjonctives influencées, par les nouvelles venues, qui prolifèrent bientôt et se multiplient. Si, dans

(1) Collection du laboratoire d'Anatomie pathologique

sa marche, à travers les espaces conjonctifs, la
végétation carcinomateuse vient à rencontrer plus
loin des culs-de-sac glandulaires normaux, ceux-ci
réagissent, leur épithélium prolifère et, dans le point
glandulaire envahi, le néoplasme reprend les caractères du *cancer épithélial,* de l'épithéliome. La figure
15 représente les différentes phases de ce procès-
sus. La partie 1 est la reproduction des culs-de-sac
dont l'épithélium est en voie de multiplication ; les
cellules qui les remplissent affectent des formes diverses dans lesquelles on peut reconnaître une tendance à la forme cylindrique normale ; c'est la première phase du néoplasme. En 2 nous assistons à
la seconde période : les cellules épithélioïdes qui sont
disposées en amas arrondis ou allongés simulant
des tubes glandulaires, franchissent la barrière mus-
culo-conjonctive que leur opposait la *muscularis-
mucosæ;* elles s'insinuent entre les fibres musculaires, placées sur des plans différents que notre dessin n'a pu représenter et vont, de l'autre côté de cette
couche musculaire lisse, former un autre amas possédant encore la disposition générale d'un lobule glandulaire. Enfin, la partie 3 représente la phase ul-
time : les cellules y sont assemblées sans ordre ; ce
sont encore des cellules épithélioïdes reconnaissables
à leur noyau volumineux, mais elles semblent avoir
perdu la mémoire de leur origine dans une glande,
ainsi que la tendance héréditaire, pour ainsi dire, qui
les poussait encore, en 2, à se réunir en groupes de
forme pseudo-glandulaire. Elles sont, au contraire,
dans cette troisième région, disposées sans ordre.

La rupture de la barrière joue un grand rôle dans la théorie de Waldeyer. En fait, elle est plus souvent idéale que réelle ; on ne doit pas s'attendre à rencontrer souvent sur les préparations, des points où l'on voit nettement la paroi conjonctive des tubes ou boyaux épithéliaux, d'ailleurs très mince, déchirée et rompue. Par cette expression, on veut dire seulement que les cellules épithélioïdes de nouvelle formation s'insinuent entre les faisceaux conjonctifs, plus ou moins anhystes, il est vrai, mais le plus souvent entrecroisés de manière à laisser entre eux des mailles aplaties que les cellules peuvent envahir à un moment donné. Cette disposition a été vérifiée expérimentalement par Waldeyer; il a réussi, dans des cas de cancer de la mamelle, à injecter des liquides colorés dans les noyaux carcinomateux du tissu conjonctif, en poussant ses injections par les canaux galactophores.

Il ne faudrait pas croire, en tout cas, que la description de cette rupture de la barrière soit récente. On n'a fait, en cela, que reproduire les idées des élèves de Lebert, tel que Folin, qui décrit ce processus tout entier : « Une forme assez commune de l'épithéliome est celle où la lésion débute par les glandes de la peau. Les éléments anatomiques du pseudoplasme remplissent les glandes et les distendent; *leurs culs-de-sacs devenus globuleux finissent par se perforer, et les produits morbides s'infiltrent alors dans leurs parties voisines.* La lésion (dans les glandes sudoripares) commence par une ou plusieurs petites bosselures rapprochées les unes des autres, et si l'on vient à faire une coupe en cet endroit, on trouve une certaine quantité de petits corps vermiformes situés dans l'épaisseur de la peau ou au-dessous des téguments. *Suivant le degré d'altération, la matière de ces petits corps est contenue dans le tube de la glande sudoripare, ou sortie en dehors de ce tube dans les tissus voisins.* Pour les glandes sébacées comme pour les glandes sudoripares, les cellules peuvent remplir la glande, la distendre outre mesure, la rompre et s'infiltrer au dehors (1). »

En somme, d'après la conception de Waldeyer, certainement la plus conforme aux faits, il n'existe pas d'épithéliome ni de carcinome mais seulement un *cancer qui a toujours une origine épithéliale,* et pour notre part, nous avons observé bien des cas où il était impossible de se prononcer entre un épithélioma tubulé et un carcinome.

Köster (2) a admis, de son côté, l'identité de l'épithéliome et du carcinome, mais il professe, sur le développement de ces tumeurs, des idées autres que celles que nous avons exposées jusqu'ici. D'après lui, l'origine serait bien dans une prolifération épithé-liale mais, l'endothélium des vaisseaux lymphatiques participerait de très bonne heure à la nouvelle formation. Cet endothélium serait le siège d'altérations qui débutant par une tuméfaction et une multiplication de ses cellules, irait bientôt jusqu'à distendre

(1) Follin. *Traité élémentaire de path. en tas.* T. I. p. 253 et 254.

(2) Kœster. *Entwickelung der Carcinome und Sarcome à Wurtz bourg,* 1869.

les canaux lymphatiques. Les boyaux d'épithélioma tubulé, les cônes cancroïdaux que l'on voit s'enfoncer dans le derme seraient de simples lymphatiques remplis de cellules épithélioïdes ; de sortes que, pour Kœster, l'aspect que l'on regarde généralement comme caractéristique de l'épithéliome, serait dû non pas à des cellules épithéliales mais à des cellules endothéliales proliférées.

Fœrster (1865) est peut-être le premier qui ait nettement formulé l'identité des cellules du carcinome avec celles de l'épithéliome. Il reconnait que l'épithéliome est une *tumeur formée d'un stroma de tissu conjonctif* dont les mailles sont remplies de cellules épithéliales. « Dans quelques cancroïdes, dit-il, on observe que les cellules qui remplissent les mailles sont assez grandes et assez égales. Les externes sont le plus souvent serrées mais ne forment pas de séries proprement dites, les internes sont arrangées en couches concentriques mais non cornées et se multiplient au contraire par scission. Les cellules sont pavimenteuses, mais très multiformes et présentent peu l'aspect de l'épithélium. Ainsi, *tant pour la forme que pour l'arrangement des cellules. les cancroïdes servent de transition entre l'épithéliome et le carcinome vulgaire, et l'on ne sait dans quelle classe les ranger.* » Pour arriver à distinguer ces deux tumeurs l'une de l'autre, Fœrster est contraint de se baser sur la disposition des cellules dans les alvéoles du stroma : l'épithéliome a ses cellules arrangées d'une façon qui rappelle la disposition normale, d'une manière *typique ;*

dans le carcinome, elles sont au contraire disposées sans ordre déterminé.

D'un autre côté, c'est dans la présence ou l'absence de susbtance intermédiaire que MM. Cornil et Ranvier placent la caractéristique du carcinome et de l'épithéliome, tumeurs qu'ils considèrent comme très différentes l'une de l'autre. Un élève de leur école, M. Demouchy, a très bien exprimé cette opinion (1), il rappelle que la cellule n'a rien de caractéristique en elle-même ; que, dans les tissus épithéliaux la caractéristique est fournie par l'absence de substance fondamentale et l'union intime des cellules par un ciment. « On ne peut considérer les cellules comme formant un tissu épithélial par cela seul qu'elles ont une forme polygonale. C'est cependant ce qu'ont fait les auteurs lorsqu'ils ont réuni l'épithéliome proprement dit et le carcinome. N'ayant en vue que la forme polygonale des éléments, ils ont considéré ces tumeurs comme des espèces très voisines et dont le passage de l'une à l'autre est établi par des degrés intermédiaires. En outre, ils sont méconnu la nature épithéliale de ces tumeurs à petites cellules (2) qu'ils ont été amenés à ranger dans le carcinome, ne trouvant pas dans les cellules le volume et la forme typique de l'épithélium complètement développé.

« Pour résumer, le carcinome est une tumeur

(1) DEMOUCHY. *Définition et classification de l'épithéliome pavimenteux*. Th. Paris, 1867.

(2) L'épithélioma tubulé, dont nous avons fait remarquer l'analogie avec le carcinome.

formée d'un stroma fibreux dans les alvéoles duquel sont contenues des cellules non soudées entre elles (Cornil et Ranvier). — L'épithéliome pavimenteux, ou le cancroïde, est constitué par du tissu épithélial *soutenu ou non par un stroma fibreux.* » C'est à dessein que nous soulignons la dernière partie de cette proposition. Il est donc des épithéliomes *à stroma fibreux*; comment M. Demonchy les distinguera-t-il du carcinome? Ce sera bien évidemment par le caractère épithélial des cellules auquel cependant il refuse toute valeur, quelque lignes plus haut. Nous verrons, dans notre troisième chapitre, que le stroma lui-même ne peut servir à différencier ces deux sortes de tumeurs; que certains carcinomes à grands alvéoles ne peuvent se distinguer d'un épithéliome, et réciproquement.

Tous les faits pourtant ne sont pas propres à entraîner cette conviction; on pourra rester dans le doute quand on sera en présence de tumeurs dont les coupes, pratiquées en plusieurs endroits, ne fourniront d'autres caractères que ceux du *cancer du tissu conjonctif,* autrement dit du carcinome tel que le décrivent MM. Cornil et Ranvier. Dans ce cas bien des auteurs refuseront à admettre que la tumeur ait débuté par un épithélioma; mais il se trouveront eu présence d'une nouvelle discussion qui est celle-ci : quelle différence convient-il de faire entre le *carcinome* et le *sarcome alvéolaire;* comment distinguer ces deux néoplasmes l'un de l'autre ?

Cette distinction est très-délicate; nous empruntons à Neumann les excellentes réflexions (1) qui suivent et lui sont suggérées par l'observation de tumeurs des méninges où, à côté d'une structure alvéolaire très nette, se montraient des cellules endothéliales et des globes endothéliaux.

« L'intérêt que ces tumeurs présentent me semble résider en deux points principaux : 1° elles fournissent un exemple très frappant d'une production conjonctive pathologique qui rappelle, quant à la forme des cellules comprimées, la description que les nouveaux travaux sur le tissu conjonctif, de Ranvier, Schweiger-Seidel et d'autres ont donnée sur les cellules de certaines parties du tissu conjonctif normal, et semblent, sous certains rapports, servir de confirmation à ce détail. D'autre part, nous avons, dans un des cas décrits, une nouvelle démonstration de ceci : que les productions pathologiques du tissu cellulaire peuvent présenter une structure très semblable à celle des carcinomes.

« Il est inutile de redire combien est grande la ressemblance de nos tumeurs avec des carcinomes. Nous y trouvons, en effet, un stroma alvéolaire *in optima forma*, et, dans ses mailles, des groupes de cellules entassées correspondant aux masses cellulaires qui remplissent les alvéoles des cancers. J'avoue qu'à première vue j'interprétai ces cas comme des carcinomes. Je crois que ce sont des cas semblables qui auront égaré Robin qui parle d'un *épithé-*

---

(1) Loc. cit. Nous devons cette traduction à notre excellent ami Laguaite, interne des hôpitaux.

liome de l'arachnoïde (1). Beaucoup de cas de pré-
tendus cancers du cerveau et de la dure-mère doivent
appartenir à ce groupe de tumeurs.

« Ici se pose donc la question de prendre pour caractéristique de la tumeur ou bien son origine conjonctive, ou bien la nature des cellules endothéliales très
semblables aux cellules endothéliales du tissu conjonctif, mais non à de l'épithélium vrai ; d'en faire un
sarcome ou un carcinome, eu égard à la structure,
alvéolaire. Si je me décide pour la première alternative
et que j'ajoute la tumeur aux sarcomes de Billroth, je
le fais en m'autorisant complètement de la citation de
Billroth « qu'il faut cesser de considérer la structure
alvéolaire et reticulaire d'une masse de tissu conjonctif
comme spécifique, propre au carcinome. » A cette
négation se lie maintenant la tâche d'établir solide-
ment une autre caractéristique positive du carcinome
ou, en d'autres termes, d'établir la démarcation entre
les tumeurs alvéolaires cancéreuses ou non. Billroth,
et Waldeyer qui, dans un mémoire récent, a paru se
rallier à l'enseignement de Billroth sur les sarcomes
alvéolaires, font constituer, comme on le sait, la
distinction dans le mode de développement de la
tumeur. Ils font de toutes les tumeurs alvéolaires
naissant dans le tissu conjonctif des sarcomes alvéolaires et les opposent aux cancers véritables, tumeurs
d'origine épithéliale.

---

(1) Neumann est trop sévère. Nous avons vu que l'endothéliome
peut être regardé comme un épithéliome des méninges, et nous
avons même rapporté un cas d'épithéliome véritable de la dure-mère.

« J'ai déjà autrefois (Archiv. de Heilkunde, t. XII p. 66) déclaré que je tiens la mise en pratique de ce principe comme difficile cliniquement. Cela suppose, ce me semble, que l'on peut, dans chaque cas, remonter aux premiers éléments originaires de la tumeur, ou bien que les derniers éléments formés portent en eux les caractères distinctifs de leur origine et de leur développement complet. La première considération est très difficile comme le témoigne le débat, si long-temps entretenu et non encore résolu, sur l'histogénèse de certaines tumeurs cancéreuses tout-à-fait typiques, comme le cancroïde et le cancer du sein. Quant à ce qui concerne les caractères différentiels des éléments nés du tissu conjonctif et du tissu épithélial, les histologistes en question disent que, dans le tissu conjonctif, il peut exister des cellules « *très épithéliales* », et que la différence entre ces productions néoplasiques *épithéliales* et les tumeurs nées des épithéliums véritables repose sur des signes dont la connaissance, si les circonstance s'y prêtent, dépend « d'une étude plus longue et plus détaillée » (Billroth) et « d'une attention minutieuse » (Waldeyer). Billroth donne comme différence que, dans les tumeurs alvéolaires d'origine conjonctive, « les cellules des alvéoles ont un contenu protoplasmique plus considérable et qu'elles sont entremêlées d'un grand nombre de fibrilles » ; que « la plupart du temps, une ou deux cellules seulement sont englobées dans une maille de tissu fibreux » ; que les cellules « ont une adhérence très intime avec les faisceaux conjonctifs et y sont fixées en beaucoup de points par leurs prolongements ». Waldeyer dit que

« les cellules de l'intérieur des amas alvéolaires ne sont pas seulement enlacées entre elles par leurs prolongements, mais encore qu'elles envoient de longs prolongements qui n'ont aucun rapport avec les travées fibreuses. »

« Je ne doute pas que ces caractères n'appartiennent aux cellules d'un très grand nombre de tumeurs issues du tissu conjonctif, mais je ne puis les considérer comme constants et peut-être que bien des savants sont de mon avis. J'ai eu l'occasion d'observer un cas de la clinique chirurgicale de mon collègue Schonborn, dans lequel *l'origine conjonctive de la tumeur* s'observait avec la plus grande certitude et dans lequel la forme épithéliale des cellules ne laissait rien à désirer. Dans le suc, un peu lactescent et trouble, obtenu par le raclage, on trouvait de grosses cellules de forme arrondie pour la plupart, ou polygonales, rarement en forme de massue ou de larges fuseaux. Elles étaient formées d'un protoplasma très-granuleux, contenant çà et là quelques gouttes de graisse au milieu desquelles apparaissaient un ou plusieurs gros noyaux, clairs, ronds ou ovoïdes, munis de nucléoles très-gros et très réfringents. On ne leur constatait aucun prolongement. A l'examen de fines coupes, la masse qui tenait à la peau donnait des figures instructives. Ici, on retrouvait les cellules que je viens de décrire, incluses dans de grands alvéoles d'un stroma formé de petits éléments fusiformes ; là, ces grands alvéoles paraissaient subdivisés, par de fins tractus fibreux, en mailles plus petites dont chacune contenait un petit nombre de cellules; ailleurs enfin, on constatait le développement de petits éléments fusiformes avec de grosses cellules néoplasiques caractéristiques qui étaient englobées, une, deux, trois, quatre et plus, dans une maille, si bien que le rapport génétique entre les petites cellules du stroma et les grosses cellules des alvéoles était indubitable.

« Ainsi, abstraction faite de la difficulté de remonter à l'origine histologique, pour distinguer les carcinomes des sarcomes, je crois que nous sommes dans l'erreur toutes les fois que avec Billroth et Waldeyer, *nous séparons, des carcinomes, les cas semblables au précédent pour les ranger dans les sarcomes alvéolaires.* »

On ne s'entendra jamais sur la signification du mot *carcinome* et sur la place à donner à ce néoplasme, dans les classifications, tant qu'on voudra tenir compte de sa morphologie. Les uns, Virchow, MM. Cornil, Ranvier et leurs élèves le décrivent comme une tumeur à *cellules épithélioïdes contenues dans les alvéoles, d'un stroma conjonctif* et en font une tumeur d'*origine exclusivement conjonctive;* à cela, Waldeyer et d'autres répondent que cet aspect s'observe également dans les tumeurs qui, nées de cellules épithéliales, ont rompu leur barrière et se sont répandues dans le tissu connectif; ces derniers auteurs ont donc raison de considérer, à leur point de vue, le carcinome comme une *tumeur épithéliale,* en quoi ils se montrent aussi exclusifs que l'école précédente. Il en résulte la plus grande confusion :

on est obligé de décrire des *carcinomes primitifs* de la peau, des ganglions lymphatiques, des os, etc., alors qu'il est avéré que, dans un grand nombre de cas, le carcinome a son origine dans les tissus épithéliaux et dans une transformation des épithéliomes. On livre bataille pour l'origine conjonctive ou épithéliale du carcinome. A notre sens, ces discussions n'ont pas de raison d'être, l'on suit une marche contraire à ce qu'enseignent les faits, en se basant sur l'aspect morphologique pour décider la question d'origine. C'est au contraire, croyons-nous, sur l'histogénèse qu'il faut s'appuyer, toutes les fois que ce sera possible pour savoir si une tumeur est ou n'est pas un carcinome, tout en reconnaissant, avec Neumann, les difficultés que l'application de ce critérium peut présenter dans la pratique.

On pourra bien, à l'exemple de MM. Cornil et Ranvier, donner le nom de carcinome à toutes les tumeurs composées d'un stroma fibreux contenant des cellules épithélioïdes, *lorsque ces tumeurs existeront dans un tissu normalement dépourvu de cellules épithéliales,* mais il faudra le refuser rigoureusement aux néopolasmes de même structure qui *auront pris naissance dans un tissu épithélial ;* ces derniers néoplasmes devront être appelés avec M. Lancereaux, des épithéliomes. De cette façon le carcinome sera distingué de l'épithéliome ; mais il restera une difficulté : il ne sera pas, pour cela, différencié des sarcomes alvéolaires et de toutes les tumeurs conjonctives à réticulum ; il y a là encore une confusion et un sujet de discussion.

Aussi serait-il peut-être préférable de renoncer

complètement à la dénomination de carcinome, cause
de tant de querelles, et de regarder comme des *sarcomes* tous les néoplasmes qui, malgré leur disposition alvéolaire, prennent naissance dans les éléments
cellulaires du tissu conjonctif. Que les cellules de ces
néoplasmes se produisent directement par une altération, par un changement de forme des cellules conjonctives, qu'elles en naissent après un retour des
cellules conjonctives à l'état embryonnaire, qu'elles
proviennent des endothéliums lymphatiques, comme
le veut Kœster, peu importe : les éléments cellulaires
des néoplasmes alvéolaires primitifs du feuillet moyen,
n'en sont pas moins une émanation des cellules connectives étoilées ou de revêtement ; toutes ces formations
n'en ont pas moins une origine endothéliale, une origine conjonctive, qui en fait des *sarcomes*. D'après cette
conception on comprendrait, sous le terme générique
de *sarcome endothélial* ou même *endothéliome*, toutes
les tumeurs désignées sous le noms de *sarcome alvéolaire* (Billroth, *sarcome lymphadénoïde, sarcome carcinomateux* (Virchow), *cancer endothélial* (Birsch-
Hirschfeld), *sarcome alvéolaire épithélial* (Zahn)
lymphadénome giganto-cellulaire, carcinome réticulé
(Chambard), *cancer du tissu conjonctif, endothéliome*
proprement dit.

Il resterait acquis que la forme alvéolaire existant
aussi dans l'épithéliome proprement dit, est sur la
limite des tumeurs conjonctives et des tumeurs épithéliales et qu'elle sert de transition, de passage des
unes aux autres.

Quoi qu'il en soit, le fait le plus saillant qui ressort

de toutes ces discussions, c'est qu'il est souvent difficile de faire une distinction entre certaines formes
des néoplasmes appelés *sarcome alvéolaire* (Billroth), *carcinome* (Cornil et Ranvier), *épithéliome,*
et qu'il est même inutile d'en vouloir faire des
espèces bien tranchées.

CHAPITRE III

Substances intercellulaires

De même que toutes les productions organiques,
les tumeurs ont *leurs moyens de nutrition*, sans lesquels on ne saurait concevoir leur existence ; ils leur
sont fournis par les vaisseaux, les substances intercellulaires jouant le rôle de véhicules des matériaux nutritifs. — Nous avons eu déjà l'occasion de dire que
l'étude de la nutrition des tumeurs n'était autre que
celle de ces substances dites *intercellulaires, intermédiaires*, etc.

Il existe deux sortes de ces substances. Dans les tumeurs *histioïdes* les cellules cellulaires laissent entre elles des intervalles, des vides comblés par la matière intercellulaire. Dans les tumeurs *organoïdes*, la disposition est plus compliquée ; il *existe bien* une substance amorphe intercellulaire dans quelques épithéliomas, mais elle est réduite à l'état de simple ciment et son rôle, au point de vue de la nutrition, paraît à peu près nul. On ne saurait considérer comme une substance intercellulaire la matière amorphe ou granuleuse dans laquelle sont plongés les noyaux qu'on observe dans les épithéliomas tubulés, les carcinomes, c'est-à-dire les tumeurs organoïdes à végétation rapide, embryonnaire ; cette matière correspond, nous l'avons dit, au protoplasma, non clivé, des cellules de nouvelle formation. Tout cela constitue, dans les tumeurs organoïdes, un tissu qui est à son tour cloisonné par un autre tissu complet ; on le voit dans les épithéliomes et les carcinomes par exemple. Ce second tissu est ce qu'on appelle plutôt un *stroma*.

Cette distinction un peu artificielle a son importance lorsque l'on veut se rendre compte de la distribution des vaisseaux dans les néoplasmes. S'agit-il d'un néoplasme de nature épithéliale, les vaisseaux ne sont jamais en rapport avec les éléments cellulaires et la disposition est la même que dans n'importe quel tissu épithélial normal : les courants lymphatique et sanguin se distribuent exclusivement dans le stroma, et les cellules épithélioïdes ne se nourrissent que par *imbibition*. S'il s'agit, au contraire, d'un néoplasme histioïde, autrement dit de nature conjonctive, par le fait même de son origine dans un tissu émané du mésoderme, il porte en lui ses moyens de nutrition, les vaisseaux circulent au sein même de la végétation ; les cellules sont directement en rapport avec le courant sanguin qu'elles endiguent parfois elles-mêmes ; il n'y a d'exception que pour les enchondromes hyalins dont la substance fondamentale ne comporte pas l'existence de vaisseaux. Il ressort, en tout cas, de ces considérations que les moyens de nutrition des tumeurs proviennent toujours du feuillet moyen, puisque c'est lui qui donne naissance aux vaisseaux et à la substance intermédiaire aussi bien dans les tumeurs histioïdes que dans les organoïdes.

La substance intermédiaire, bien différente dans ces deux sortes de tumeurs, doit être étudiée séparément dans les deux cas. C'est-à-dire d'abord dans les productions épithéliales.

A. — *Substance intercellulaire dans les tumeurs histioïdes.*

Une première question se pose : Comment naît la substance intercellulaire ?

Deux hypothèses sont en présence : les uns en font un produit d'exsudation des vaisseaux, un *blastème* pour tout dire ; les autres la regardent comme une *sécrétion* de la cellule. Certainement les cellules ne peuvent rien créer par elles-mêmes ; elles ne peuvent pas sécréter une substance qui les entoure sans que les matériaux de cette sécrétion ne leur arrivent d'une source quelconque, mais il n'est pas moins vrai qu'elles ont une grande part à l'élaboration de la substance intermédiaire. Pour ce qui concerne la substance fondamentale du cartilage hyalin, par exemple, Virchow (1) place la substance intercellulaire sous la dépendance des cellules ; il fait remarquer que telle région appartient à une cellule, telle partie à une autre ; nulle part ces relations n'apparaissent mieux que dans l'histoire pathologique du tissu osseux où l'on voit la substance calcaire se détruire dans le territoire des corpuscules osseux malades et, sans cette notion, il est impossible de comprendre le processus de la carie. « Dans les tissus, dit-il, où existe une substance intercellulaire, la cellule régit, outre son propre contenu, une certaine partie de la substance qui l'entoure ; cette partie de substance extérieure partage le sort de la cellule, elle participe à ses altérations. » Nous n'avons pas à nous prononcer dans cette question de l'origine de la substance intercellulaire et nous pouvons seulement dire que les réflexions de Virchow nous semblent parfaitement justifiées.

Dans les tumeurs histioïdes, la substance fondamentale présente toujours une constitution très simple. Dans certains sarcomes embryonnaires, elle est réduite à l'état de liquide d'imbibition, à une sorte de lymphe ; d'autres fois, elle présente une consistance un peu plus grande et elle est aussi légèrement granulée. A mesure que le tissu sarcomateux s'organise davantage, la substance intercellulaire prend

(1) Virchow *Path cell.* p. 13 et 352.

une importance plus grande ; on la trouve alors de
consistance muqueuse, comme dans les sarcomes
dont les cellules tendent à la forme de corps fibro-
plastiques et surtout dans les tumeurs conjonctives, à
cellules étoilées, dans les myxomes. Il est alors assez
fréquent de voir la substance fondamentale muqueuse
parcourue par de fines fébrilles conjonctives, rudimentaires. Cet état fébrillaire s'accentue, forme des
faisceaux conjonctifs onduleux dans les tumeurs
constituées par du tissu fibreux. Plus haut dans
l'échelle des néoplasmes histioïdes viennent des
tumeurs qui possèdent à la fois les caractères du
fibrome et de l'enchondrome, dans lesquelles la
substance intercellulaire est formée de faisceaux que
l'œil ne peut plus décomposer en fibrilles ; ces faisceaux sont homogènes, translucides, très résistants,
semblables à ceux de la cornée à l'état normal. Enfin,
dans l'enchondrome hyalin, la substance fondamentale revêt un aspect typique. L'ostéome est le terme
le plus élevé des tumeurs histioïdes où cette substance
soit le mieux caractérisée.

A part les sarcomes proprement dits, globo-cellulaires et fuso-cellulaires, à part aussi les gliômes, les
lipomes, tumeurs où l'élément cellulaire joue le plus
grand rôle, les autres néoplasmes de la série conjonctive, les myxomes, fibromes, enchondromes, ostéomes
empruntent, au contraire, leur caractéristique à leur
substance fondamentale. Ce qui constitue l'importance
de ces tumeurs c'est moins leurs éléments cellulaires
que la matière qui est interposée à ceux-ci.

Il convient de faire une autre remarque qui a déjà

trouvé son application lorsque, dans le chapitre premier, nous nous occupions des cellules dont sont composées les tumeurs conjonctives. Nous disions alors que toutes les formes diverses qu'on observait étaient équivalentes les unes des autres, qu'elles pouvaient se remplacer mutuellement et qu'il était fréquent de les observer réunies en plus ou moins grand nombre dans une seule production néoplasique. Il en est de même de la substance intercellulaire ; nous avons cité plus haut un cas d'enchondro-myxome de la parotide accessoire, où la substance intercellulaire s'observait sous les deux état muqueux et fibrillaire ; souvent l'enchondrome les présente combinés avec les formes hyaline et osseuse de la substance fondamentale. Il en résulte des combinaisons à l'infini dont il importe d'être prévenu et qui ne sont pas faites pour étonner si l'on réfléchit que tous ces différents tissus ne sont, en somme, qu'une manifestation particulière de la substance conjonctive.

Dans les néoplasmes histioïdes, la substance fondamentale ne joue qu'un rôle de soutènement et de nutrition ; bien que par sa quantité elle puisse prendre assez d'importance pour servir à caractériser une tumeur (myxome), elle ne peut vivre par elle-même, sans le secours des cellules, et ne peut non plus être le siège d'aucune évolution.

La distribution des vaisseaux sanguins dans la substance intermédiaire des néoplasmes conjonctifs est très importante à étudier ; elle peut servir, en effet, dans bien des cas, à distinguer un sarcome d'un carcinome.

Les vaisseaux se développent, dans les tumeurs histioïdes, comme lors de l'accroissement physiologique des organes et des tissus de la substance conjonctive. Dans ce qui va suivre nous n'aurons en vue que les sarcomes, car, dans les autres tumeurs de cette classe, les vaisseaux se distribuent comme dans les tissus normaux correspondants. A la vérité, il est difficile de saisir le moment de leur première apparition, mais il est vraisemblable qu'elle s'opère dans des îlots vaso-formatifs, d'où partent des bourgeons et des fusées angioplastiques. C'est du moins ce que MM. Malassez et Monod ont pu constater sur une tumeur à myéloplaxes. Les fusées vasculaires pénètrent entre les cellules qui s'écartent et constituent directement leur paroi ; qu'il s'agisse d'éléments embryonnaires ou d'autres ayant subi une des premières phases qui conduisent à l'état adulte, la paroi vasculaire est formée d'une ou plusieurs couches de cellules ; tout au plus, dans quelques cas, retrouve-t-on une mince membrane conjonctive autour des vaisseaux, Cette disposition est caractéristique et n'appartient qu'aux sarcomes dont la paroi est, en somme, toujours plus ou moins embryonnaire. Comme nous venons de l'annoncer, ce fait peut servir à établir le diagnosic anatomique dans les cas, assez fréquents, où l'on peut hésiter entre un sarcome et un carcinome embryonnaire. Nous avons observé, par exemple, une tumeur (fig. 19) dont un certain nombre de cellules avaient un aspect épithélioïde très prononcé ; on aurait pu la considérer comme de nature épithéliale si ces cellules n'avaient été en contact direct avec le sang et n'avaient constitué une sorte de paroi aux lacunes vasculaires qui parcouraient la tumeur.

La vascularisation des néoplasmes offre une autre particularité qui n'est pas propre aux sarcomes, mais qui peut aussi se rencontrer dans toutes les nouvelles formations : le développement des vaisseeaux n'est souvent pas proportionné à celui de la tumeur, il est *atypique*, comme dit Conheim. Le plus souvent, il est vrai, la prolifération des cellules marche de pair avec la production vasculaire et l'on comprend que les conditions les plus favorables à la durée et à l'accroissement d'un néoplasme soient ainsi réalisées ; de là vient que des productions histioïdes, telles que les fibromes et les lipomes parviennent à de grandes dimensions ; mais souvent aussi la vascularisation est *atypique*, c'est-à-dire que « les tumeurs sont tantôt pauvres, tantôt riches en vaisseaux. Les myomes, fibromes, myxomes sont tantôt extrêmement pauvres en vaisseaux, tantôt sont traversés par un riche réseau vasculaire, et peuvent même prendre un caractère télangiactasique. Dans une seule et même tumeur, on peut rencontrer de très grandes différences : souvent la distribution des vaisseaux est très-atypique, ce sont alors les capillaires qui prédominent ou le système veineux qui se développe de préférence ; d'autres tumeurs contiennent des artères en telle quantité qu'elles sont pulsatiles. » (1) Il n'est pas de sarcome embryonnaire qu'on ne voie, sur les

---

(1) Conheim. *Leçons de pathologie générale*. Traduction italienne, p. 458.

coupes, parcouru par des capillaires très dilatés et
contournés en anses, disposition analogue à celle
qu'on observe dans les bourgeons charnus.

B. — *Substance intercellulaire dans les tumeurs organoïdes.*

Nous avons fait observer qu'elle constitue ici un
tissu complet possédant ses éléments cellulaires séparés par une substance fondamentale, possèdant
aussi des vaisseaux. Elle émane du feuillet moyen
du blastoderme et peut se rencontrer sous toutes les
formes du tissu qui dérivent de ce feuillet. Au début
de la formation néoplasique, la substance intermédiaire, *stroma*, est toujours constituée par la trame du
tissu normal où s'est développée la tumeur; il faut
donc s'attendre à l'observer sous l'aspect de tissu conjonctif ordinaire, fait le plus fréquent ; ou sous
celui d'un des tissus de la substance conjonctive, du
tissu osseux par exemple. Mais à une époque plus ou
moins éloignée de l'apparition du néoplasme, le tissu
préexistant ou, si l'on veut, le stroma tend à éprouver
certaines modifications ; sa vitalité, mise en éveil,
manifeste sa puissance en évoluant dans un sens ou
dans un autre, et il revêt alors soit la forme embryonnaire, la plus ordinaire, soit la forme d'un tissu
histioïde. Ainsi est constituée une tumeur conjonctive qui se développe parallèlement à la production
épithélioïde. L'évolution propre du stroma n'a rien
qui doive étonner, si l'on réfléchit qu'il avait sa vie
propre avant qu'un néoplasme y apparût, et que sa

nutrition, — bien loin d'être réglée par les cellules de ce néoplasme, comme cela se passe pour les productions histioïdes, — tient, au contraire, la néoformation sous sa dépendance.

Tant que le stroma persiste sous la forme du tissu originel préexistant, il se présente comme un tissu conjonctif soit lâche et assez délicat (lipome), soit fibreux (carcinome). D'autres fois, les éléments les

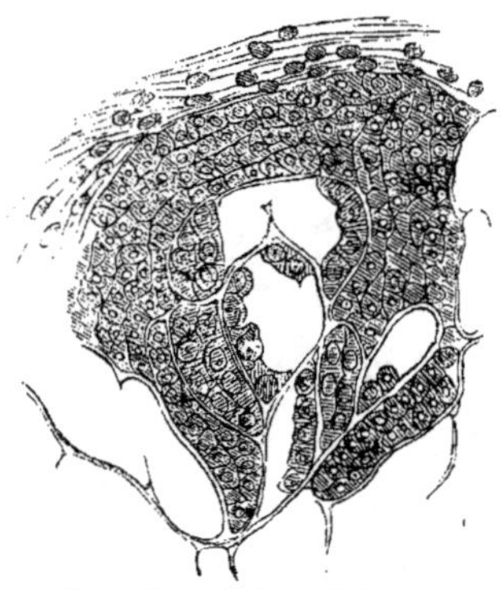

Fig. 16. — Épithélioma du sein (1), à cellules petites, contenues dans des alvéoles à parois très-minces. Ocul. 1. Obj. 7.

moins résistants ont disparu : les cellules ont proliféré, subi des transformations épithélioïdes et se sont confondues avec la végétation hétéromorphe; les faisceaux conjonctifs se sont ramollis et dissous par suite du retour des cellules conjonctives à l'état embryonnaire; seules, les fibres élastiques ont résisté à ce travail destructeur opéré dans le stroma, et persistent. C'est ainsi que dans une tumeur que nous avons observée (fig. 16), les tubes d'épithélioma

(1) Service de M. D. Mollière.

ne sont séparés les uns des autres que par des cloisons extrêmement fines, homogènes, brillantes, colorées en jaune par le picro-carmin, possédant, en un mot, tous les caractères des fibres élastiques; ces cloisons sont certainement les restes du tissu conjonctif normal interglandulaire. Lorsqu'un épithéliome se développe dans un os, les parties envahies sont cloisonnées et séparées les unes des autres par du tissu osseux représentant le stroma des tumeurs épithéliales du tissu conjonctif.

Le moment est venu de discuter la question de l'analogie qu'ont entre eux, au point de vue de leur stroma, l'épithéliome et le carcinome. Dans la première de ces tumeurs, il se présente sous deux aspects principaux : à l'état fibreux et à l'état de tissu embryonnaire. Sans nous arrêter longtemps sur tous les aspects intermédiaires, sur toutes les transitions que le stroma peut offrir entre ces deux extrèmes, nous ferons cependant remarquer que le tissu qui sépare les tubes épithéliaux n'est jamais absolument embryonnaire. Il n'est autre que le tissu conjonctif du derme, lorsqu'il s'agit d'une tumeur née d'un épithélium de recouvrement; il n'est autre encore que le tissu conjonctif interposé normalement aux culs-de-sac ou aux tubes glandulaires dans lesquels l'épithéliome peut encore avoir pris naissance. Il se fait rarement dans ce tissu conjonctif un retour complet à l'état embryonnaire; les mailles en sont seulement plus ou moins infiltrées de corpuscules migrateurs (leucocytes). Cette substance intertubulaire de l'épithélioma, ce stroma peut être absolument réduit à la membrane d'enveloppe, hyaline, élastique des tubes glandulaires, comme on le voit à la figure 16.

Or, dans le carcinome, il en est absolument de même. A la vérité, le stroma est le plus souvent fibreux, mais il est fréquent de le trouver infiltré de nombreux leucocytes et il est permis, au point de vue de sa structure, de l'assimiler entièrement à la substance intermédiaire de l'épithélioma tubulé; si nous parlions de l'épithélioma lobulé qui s'étend le plus souvent en surface et d'une manière lente, nous trouverions une analogie encore plus parfaite entre le stroma à peu près fibreux de ce dernier, et celui du carcinome. En outre, dans les deux espèces de tumeurs, épithélioma et carcinome, le stroma provient des mêmes éléments préexistants, c'est-à-dire du tissu conjonctif normal, plus ou moins lâche, plus ou moins fibreux qui existait avant l'apparition du néoplasme. Identité de structure et d'origine pour la substance qui sépare les nids ou lobules cellulaires de l'épithéloma et le carcinome, tel est un fait qui nous paraît découler nettement des considérations dans lesquelles nous venons d'entrer.

Que si l'on nous objecte que les deux facteurs, cellules et stroma, ne sont pas du moins disposés, arrangés de même dans l'une et l'autre de ces tumeurs, nous répondrons qu'à notre sens il en est pourtant ainsi. L'épithélioma tubulé, par exemple, ne diffère du carcinome que parce que les amas cellulaires y sont beaucoup plus volumineux, plus irréguliers dans leur forme qui est arrondie, ou contournée en crosse, ou en cul-de-sac. Dans le carcinome,

les mailles circonscrites par le stroma sont généralement arrondies et de moins grande étendue. Mais
au fond, la disposition est toujours la même : un
stroma circonscrit des espaces, des creux qui sont
comblés par des cellules épithélioïdes, il existe même
des cas, sur la limite, où les mailles sont trop larges
pour appartenir au carcinome ou trop étroites pour
que la tumeur soit un épithéliome, et où il devient
très difficile de se prononcer. Nous avons souvent,
au laboratoire d'anatomie pathologique, observé
des pièces où l'on n'avait pour asseoir un diagnostic
que la grandeur des espaces circonscrits par le stroma
fibreux et à propos desquels il était impossible de
déclarer si l'on avait affaire à un épithéliome ou à
un carcinome.

Ce n'est plus un tissu ou les restes d'un tissu normal qu'on retrouve lorsque le stroma a évolué pour
son propre compte. Il peut être constitué par du
tissu de granulation, et c'est, pour le dire, ce qui
arrive le plus souvent ; il est peu de tumeurs organoïdes où on ne rencontre çà et là des amas embryonnaires au milieu des îlots épithélioïdes. Ce n'est pas
tout : ce tissu éprouve assez fréquemment quelque
phase d'organisation ; le stroma est alors composé
de corps fibro-plastiques, comme on l'observe dans
les *sarcomes carcinomateux* des auteurs allemands ;
ou bien il l'est encore par des cellules étoilées qui en
font un stroma myxomateux. Ce dernier fait est
moins rare qu'on ne le croit généralement, une
pareille disposition a été observée par MM. Malassez et de Sinéty dans nombre de kystes de l'ovaire,

et nous avons eu nous-mêmes l'occasion de faire la
même constatation. Dans ce tissu myxomateux, la
substance intercellulaire muqueuse est ordinairement
très-peu abondante, pour ne pas dire nulle, et les
cellules sont, par le fait, serrées les unes contre les
autres ; mais les cloisons n'offrent 'pas, pour cela,
une résistance beaucoup plus grande ; elles sont facilement rompues par les dilatations kystiques, comme
nous l'avons vu sur la tumeur ovarienne que nous
rapportons, où les cellules des cloisons détruites
nageaient, plus ou moins dégénérées, dans le liquide
des kystes. Nous avons représenté (fig. 18) les différentes phases des dégénérescences qu'elles avaient
éprouvées. Les adénomes constituent des exemples
de ces végétations sarcomateuses et myxomateuses se
produisant dans les tumeurs organoïdes. On sait
que bon nombre d'adénomes ne sont, au début, que
de véritables fibromes. sarcomes ou myxomes du
tissu conjonctif d'un organe glandulaire ; tant que
l'épithélium des culs-de-sac reste inerte, ils constituent de simples tumeurs histioïdes ; mais, à un moment donné, l'épithélium réagit dans une mesure
variable qui peut aller jusqu'à la production d'un
épithélioma vrai. On se trouve alors en présence
d'une tumeur organoïde, à stroma formé d'un tissu
morbide, dans laquelle il est souvent très difficile
de reconnaître si le point de départ a été le tissu
conjonctif ou l'épithélium glandulaire.

L'évolution du stroma apparait manifestement lorsqu'elle s'opère dans le sens de masses sarcomateuses ou myxomateuses, etc. ; il en est de même

lorsque le stroma revêt l'aspect d'une forme physiologique de tissu conjonctif qui n'existe pas à l'état
normal dans l'organe où on le rencontre ; tels sont
les deux cas que nous avons rapportés, dans notre
chapitre premier, de tumeurs organoïdes du sein à
stroma composé de tissu conjonctif réticulé.

Ce tissu n'existant pas normalement dans la mamelle, force est bien d'admettre qu'il s'y est formé
de toutes pièces ; en évoluant dans le sens d'un tissu
conjonctif, le stroma, au lieu de former de larges faisceaux comme dans le carcinome, n'en a produit que
de très-grêles. Il est possible aussi que les fines
fibrilles qui constituent le reticulum soient en partie
composées par les prolongements, anastomosés entre
eux, des cellules nodales qui revêtent les faisceaux
plus volumineux. L'évolution du stroma peut, dans
certaines formes de cancer villeux, dans quelques
épithéliomes, prendre une importance telle qu'elle
donne à ces tumeurs des aspects microscopiques
faciles à reconnaître. Il est des épithéliomes ulcérés
dans lesquels « la prolifération du tissu conjonctif
peut être assez intense pour donner naissance à des
bourgeons charnus. (1) » On a alors une surface papil-
laire formée de tissu de granulation procédant de la
profondeur et qui peut aller jusqu'à recouvrir la
surface du néoplasme.

Dans tout ce qui précède nous avons étudié le cas
où le stroma des tumeurs organoïdes évolue pour son
compte personnel, où le stroma emploie son activité

(1) Cornil et Ranvier, 1869, p. 268.

formative à se développer outre mesure. Il a, en
outre, un autre rôle plus important à remplir en
apportant à l'élément épithélioïde ses moyens de
nutrition et d'accroissement. Ceux-ci viennent du
tissu conjonctif préexistant et c'est ce qui explique
le développement rapide de certains épithéliomas;
les néoplasmes épithéliaux qui naissent dans les
glandes sudoripares, par exemple, ont une marche et
une extension en profondeur beaucoup plus marquée
que ceux qui ont leur origine dans les couches mal-
pighiennes de l'épiderme. Cela tient peut-être à ce
que les premiers sont, dès le début de leur formation,
en contact avec un tissu conjonctif où ils trouvent
immédiatement des moyens de nutrition très développés ; les glandes sudoripares, en effet, sont, comme
on le sait, situées dans le derme : et, de fait, sur de
pareilles tumeurs on constate que le voisinage des
glandes s'infiltre de cellules lymphoïdes dès que les
cellules glandulaires commencent à proliférer. Au
contraire, les végétations qui naissent dans le corps
muqueux de Malpighi, tendent tout d'abord, comme
nous l'avons vu, à augmenter la largeur des cones
interpapillaires qui compriment alors et atrophient
les papilles vasculaires, en sorte que la surface de
contact de la partie épithéliale avec la partie conjonctive et nutritive, se trouve ainsi considérablement diminuée. Il arrive pourtant assez fréquemment
que la partie du derme qui touche à la production
épithéliale présente un certain degré d'évolution,
s'infiltre de leucocytes et revient plus ou moins à
l'état embryonnaire ; la nouvelle formation peut alors

trouver là les sources d'une nutrition suffisante. Elle y trouve aussi le moyen de s'accroître par la transformation directe des cellules embryonnaires en cellules épithélioïdes, suivant le mécanisme indiqué par Biézadecki, et comme l'admettent MM. Cornil et Ranvier qui regardent même cette transformation comme le seul mode possible du développement de l'épithéliome.

La manière dont le stroma intervient pour contribuer à la formation d'éléments épithélioïdes est bien plus manifeste dans le fait de la transformation de l'épithéliome en carcinome. Comme nous l'avons vu dans le chapitre précédent, une tumeur née dans un épithélium de recouvrement ou un épithélium glandulaire, reste un épithélioma tant que l'enveloppe conjonctive des culs-de-sac se laisse distendre sans se rompre. Mais quand cette barrière est rompue, et que les cellules épithéliales de nouvelle formation ont pénétré dans le tissu *conjonctif,* les cellules de celui-ci se mettent en mouvement et participent à la néoplasie. Elles le font suivant le mécanisme que nous avons indiqué plus haut, en proliférant dans les espaces conjonctifs, et en donnant naissance à des éléments épithélioïdes. Dès lors, la production épithéloïde s'opère dans des alvéoles cloisonnés par les faisceaux conjonctifs et on se trouve en présence d'un véritable carcinome.

Nous avons eu déjà l'occasion de dire que, dans les tumeurs organoïdes, les vaisseaux ne se distribuent que dans le stroma et ne pénètrent jamais au travers des cellules épithéliales. « Les vaisseaux que renferme le stroma proviennent en partie du tissu primitif; mais pour la plupart ils sont de nouvelle formation. Ce sont ordinairement des capillaires qui se relient aux branches artérielles ou vaisseaux des parties environnantes, suivant le mode habituel (1). » Il n'existe généralement pas de vaisseaux volumineux, si ce n'est à la périphérie du néoplasme, et, dans ce cas, ils ne sont pas de nouvelle formation mais ils représentent les vaisseaux normaux préexistants. Dans les tumeurs épithéliales à développement rapide, dans les *cancers médullaires* riches en cellules, les capillaires néoformés peuvent paraître en contact direct avec les éléments cellulaires; mais par un examen attentif, on leur constate une paroi fibrillaire ou conjonctive encore peu marquée, représentant une cloison du stroma en voie de développement.

Pour nous résumer, nous ferons observer que les tumeurs en général peuvent, au point de vue de leur substance intermédiaire, se diviser en deux classes : les *histioïdes* et les *organoïdes*

Les premières ne sont formées que d'un seul tissu. Elles représentent toujours un tissu sain (le sarcome fuso-cellulaire, le plus *hétéromorphe* des tumeurs de ce groupe, étant considéré comme une des phases par lesquelles passe le tissu conjonctif avant de parvenir à la forme fibreuse); ce tissu sain se montre seulement dans un lieu où il ne devrait pas exister.

Les tumeurs organoïdes sont composées, au

(1) Uhle et Wagner, *Nouv. élém. de path. gén.*, p. 499.

contraire, de deux tissus : un tissu *hétéromorphe*
représenté par les amas épithélioïdes, et un stroma
constitué par une forme de tissu conjontif normal
ou en voie de développement, et qui est à lui seul
un tissu complet.

Le stroma est, en tout cas, une émanation du
feuillet moyen ou vasculo-connectif, et il est chargé
de fournir à la partie hétéromorphe des moyens de
nutrition. Suivant la manière dont se compose le
stroma, deux cas peuvent se présenter : 1º ou
bien la partie hétéromorphe évolue seule, le stroma
reste indemne sous la forme du tissu conjonctif
préexistant ; 2º ou bien la partie épithéliale s'ac-
croît, tandis que le stroma végète également de son
côté : les deux tissus dont la réunion constitue la
tumeur agissent et évoluent chacun pour son compte ;
le diagnostic en devient de plus en plus difficile.
Il en résulte des tumeurs pour lesquelles on est
obligé d'employer ces qualificatifs si nombreux qui
embarrassent tant les élèves.

CHAPITRE IV

Evolutions et Dégénérescences

SOMMAIRE. — Evolution et dégénérescence ; — métamorphoses graisseuses. — Atavisme. — Métamorphoses colloïdes, kératoïde, calcaire, osseuse, mélanique, vasculaire.

On donne, en général, les noms de *dégénérescences, de régressions*, aux divers processus dont nous allons nous occuper. Ce terme implique, d'après l'usage qu'on en fait ordinairement, l'idée d'une destruction plus ou moins définitive, et, dans ce sens, il n'est pas toujours très juste. Certainement la *calcification* est une dégénérescesce, car elle entraîne la mort des éléments qu'elle envahit ; ces éléments se trouvent, par le fait, transformés en une substance inerte, leur forme primitive est irrévocablement perdue ; les apports nutritifs n'ont plus lieu pour eux ; un travail de résorption y est désormais seul possible. Il n'en est pas de même de *l'ossification* ; les parties élémentaires qui en sont le siège se sont seulement modifiées ; elles continuent de vivre et sont en rela-

tions constantes avec les courants d'assimilation et de
désassimilation ; nous ne donnerons donc pas au
processus d'ossification le nom de dégénérescence, et
nous le considérerons comme une *évolution* nouvelle. Nous emploierons fréquemment, pour désigner les faits de dégénérescence ou d'évolution, le
terme *métamorphose*, qui ne préjuge pas la nature
des modifications dont il sera question.

Quelques métamorphoses, telles que la métamorphose graisseuse ou colloïde peuvent exister à la fois
comme *régression* et comme *évolution*, sans que ces
deux cas puissent être confondus. Dans la dégénérescence graisseuse, la graisse est produite aux dépens
de la partie elle-même et cette partie est détruite.
Dans l'évolution graisseuse ou transformation adipeuse, la graisse vient du dehors, elle est apportée
par le sang, elle n'est qu'un élément *surajouté* au
contenu normal de la cellule ; l'altération est *passagère* ; le retour de la cellule à l'état primitif s'opère
fréquemment, et le fonctionnement normal n'est pas
aboli. Nous avons des exemples également concluants
à fournir sur la métamorphose colloïde. S'agit-il
d'une dégénérescence, la matière colloïde se produit
dans une cellule, aux dépens de la substance propre
de celle-ci ; l'altération est *permanente* et elle marque
un état de mort (cellules du coryza, etc...). Dans les
épithéliomas mucoïdes, en général (ovaire) cette métamorphose consiste en une *évolution* des cellules
vers un nouvel état morphologique et une nouvelle
fonction : les cellules cylindriques qui tapissent la
paroi des culs-de-sac se transforment en cellules cali-

ciformes, mucipares. Nous aurons à distinguer, en plusieurs cas, la *régression* de *l'évolution* dans les métamorphoses dont nous nous occupons.

I. — *Métamorphose graisseuse.*

A. Évolution graisseuse ou adipeuse. — Elle constitue, comme nous venons de le dire, la formation de vésicules adipeuses. Lorsque les cellules en sont atteintes, on observe d'abord, dans une partie de leur protoplasma, la formation d'une ou plusieurs gouttelettes plus ou moins volumineuses de substance graisseuse. Ces gouttelettes sont claires et refringentes à leur centre, leurs bords sont foncés ; elles se colorent en noir par l'acide osmique. Sur des cellules voisines, la goutte graisseuse est plus volumineuse, ou bien plusieurs gouttelettes se réunissent pour n'en former qu'une plus grosse. Enfin on observe des cellules où l'évolution complètement terminée se traduit sous l'aspect de vésicules munies d'une enveloppe présentant, en un de ses points, un épaississement plus considérable correspondant au noyau qui a été refoulé par la graisse ; mais il n'est pas toujours facile de le reconnaître. Fréquemment les vésicules adipeuses contiennent des cristaux de margarine, sous forme d'aiguilles cristallines très fines et très nombreuses, disposées en rayons autour du centre de la cellule. Ces cristaux n'existent pas pendant la vie, ils se produisent par le refroidissement cadavérique.

L'évolution adipeuse n'est pas très-ordinaire dans

les tumeurs sauf dans le *myxome* qui mérite quelquefois le nom de *myxome lipomateux*. C'est là le résultat d'une relation génétique entre le tissu muqueux et la production du tissu adipeux; sur le fœtus, le tissu graisseux sous-cutané se forme par l'évolution adipeuse des cellules périthéliales du tissu sous-cutané qui, à cette période du développement, a la structure du tissu muqueux.

Il existe une tumeur où l'évolution adipeuse se montre à son plus haut degré.

Le *lipome* est une tumeur composée de faisceaux conjonctifs fins et onduleux, dans l'écartement desquels sont situés des amas de vésicules adipeuses.

Cette description n'est autre que celle du tissu adipeux, en général, et la distinction entre le lipome et l'hypertrophie du tissu graisseux ne peut se faire d'ailleurs qu'au point de vue clinique ; le tissu graisseux de l'orbite, du sein chez la femme, de l'épiploon enfermé dans un sac herniaire peut s'hypertrophier et constituer des tumeurs diffuses qui ne sont pas pour cela des *lipomes*.

Le lipome débute généralement par une production embryonnaire. On peut le considérer comme un sarcome qui se transforme, par le fait d'une évolution adipeuse, ou un néoplasme bénin.

B. DÉGÉNÉRESCENCE GRAISSEUSE. — Elle consiste dans l'accumulation de granulations moléculaires graisseuses dans le protoplasma des cellules. Elle se traduit, dans le commencement, par l'apparition de quelques fines granulations réfringentes autour du noyau ; peu à peu tout le protoplasma est envahi de la périphérie au centre ; il ne se colore plus par les réactifs. Le noyau résiste assez longtemps, mais il finit par être pris à son tour par l'infiltration, et toute la cellule est transformée en une masse granuleuse qui souvent ne rappelle pas la forme primitive de la cellule lorsque la dégénérescence est très prononcée.

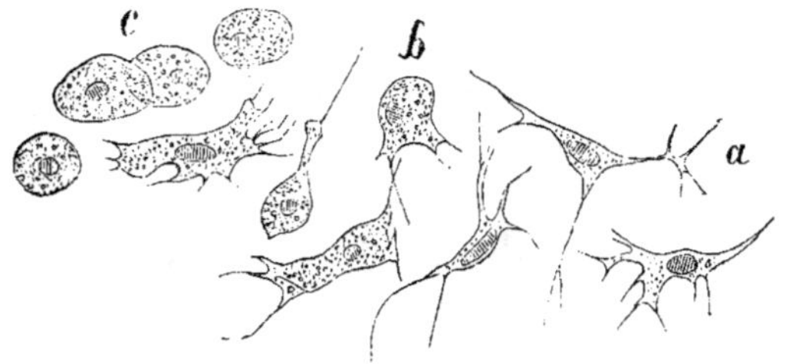

Fig. 17. — Kyste de l'ovaire. Cellules nageant dans le liquide de certaines cavités. Les lettres a b c, indiquent les différentes phases de la dégénérescence granuleuse.

La figure 17 représente des éléments étoilés observés dans le contenu de cavités microscopiques d'un kyste de l'ovaire ; on leur constate tous les intermédiaires depuis l'aspect normal jusqu'à celui de véritables *corps granuleux* arrondis.

Finalement toutes les parties granulo-graisseuses

se fondent en un détritus jaunàtre, en paillettes dont les produits ultimes consistent en cristaux de *cholestérine* (tables larges et minces), de margarine, d'acide margarique et en granulations et gouttelettes graisseuses de toutes les dimensions.

Le xanthoma offre un type de la dégénérescence graisseuse. Nous en avons suffisamment parlé pour qu'il soit inutile d'y revenir.

Cette dégénérescence est très-commune dans toutes les tumeurs; elle se produit dans les parties dont la nutrition est insuffisante, notamment, pour les sarcomes, dans celles dont le développement a été très-rapide et dont le septème vasculaire n'a pas eu le temps de se produire. On a vu ainsi des sarcomes disparaître par ramollissement granulo-graisseux et résorption consécutive.

La dégénérescence graisseuse est presque la règle dans les formes à marche lente du carcinome, le squirrhe ou le cancer atrophique. On admet généralement qu'elle s'opère dans les parties les plus anciennes et par conséquent dans les parties centrales; il est plus juste de croire que la dégénérescence y apparait en premier lieu non pas à cause de l'ancienneté de ces régions centrales, mais parce que celles-ci sont les plus éloignées de leurs moyens d'irrigation et les plus mal nourries; la régression s'observe également sur d'autres régions de la tumeur dont le stroma vasculaire n'est pas suffisamment développé. Les cellules envahies sont détruites, les éléments de régression sont résorbés; le stroma reste seul et se rétracte en vertu de son élasticité (rétraction du mamelon dans le cancer du sein, etc). Rindfleisch fait observer avec raison que « la tension qui en résulte doit favoriser directement la métamorphose régressive des cellules cancéreuses ».

On conçoit en effet que cette rétraction provoque des tiraillements sur le stroma des parties voisines non dégénérées, et qu'il en résulte un certain degré d'anémie qui doit aider à la dégénérescence des cellules.

Certaines tumeurs épithéliales, particulièrement le cancroïde de la face, sont également très-sujettes à la regression granulo-graisseuse. Comme nous l'avons vu déjà, le cancroïde s'accroit par une multiplication cellulaire s'opérant dans les cônes que le corps muqueux de Malpighi envoie, entre les papilles, dans le derme. Les cônes se développent démesurément en largeur et en longueur, compriment les papilles et les vaisseaux qui y sont contenus ; de sorte que les moyens de nutrition sont en raison inverse de la prolifération épithéliale.

A un moment donné, l'équilibre est rompu, la végétation n'est plus suffisamment nourrie, elle se mortifie, ses cellules subissent la régression graisseuse, et des ulcérations superficielles apparaissent.

Toutefois, dans l'appréciation des causes de la dégénérescence graisseuse, il importe de ne pas tenir compte seulement de l'insuffisance des moyens de nutrition, mais aussi du terrain sur lequel s'est développé le néoplasme. Les épithéliomas nés dans les glandes qui secrètent normalement des produits graisseux, dans les glandes sébacées et dans la mamelle, par exemple, ont leurs cellules rapidement

atteintes par la dégénérescence granulo-graisseuse.
La propriété normale de ces épithéliums glandulaires
se retrouve dans leurs productions pathologiques; il
intervient dans ce cas un *atavisme* en vertu duquel
les éléments d'un néoplasme présentent les mêmes
tendances que les tissus mêmes où ils ont pris naissance. Cette loi *d'atavisme*, posée par Waldeyer,
s'observe d'ailleurs pour toutes les dégénérescences ainsi que dans les phénomènes de *généralisation*.

Il y a des cas où la régression graisseuse se rapproche beaucoup de ce qui s'observe dans le xanthoma. Nous avons observé un fait de ce genre (1) où
la lésion fondamentale consistait en une production de
tissu conjonctif fibreux, accompagnée d'une dégénérescence graisseuse des cellules conjonctives proliférées ou non ; à l'œil nu, les préparations histologiques
présentaient un pointillé gris-jaunâtre très fin, se voyant très bien par transparence. Chacun des points
gris correspondait à un espace conjonctif distendu par
des cellules embryonnaires en dégénérescence granu-
lograisseuse : il existait ainsi une foule de kystes athé-
romateux microscopiques, dans lesquel se recon-
naissaient encore quelque cellules plates en voie
de régression, mais conservant encore leur forme et
leur volume. Bon nombre d'espaces conjonctifs ne

(1) Service de M. le professeur Ollier, novembre 1880. Tumeur du
creux poplité, ayant à peu près les caractères cliniques d'un lipôme
et ayant subi de nombreuses manœuvres irritantes (ponctions ex-
ploratrices, etc.) sans avoir dégénéré.

contenaient encore qu'une seule cellule conjonctive ayant son volume normal, mais dégénérée. (1)

La dégénérescence granulo-graisseuse des substances intercellulaires (conjonctive, fibreuse, cartilagineuse) n'existe pour ainsi dire pas. Lorsque les éléments cellulaires qui régissent la nutrition de ces substances fondamentales sont dégénérés, celles-ci se détruisent très facilement en subissant une sorte de liquéfaction. Le tout aboutit à la formation de cavités, de kystes à parois plus ou moins nettes et à contenu caséeux dont la consistance est des plus variables.

Métamorphoses muqueuse et colloïde

Il n'y a guère entre ces deux métamorphoses que

(1) Comme exemple d'atavisme, on peut se reporter au fait suivant : il s'agissait d'un épithélioma lobulé de la verge, ayant débuté dans les glandes sébacées et sudoripares du prépuce. La tumeur était principalement caractérisée par l'existence de tubes, de boyaux épithéliaux s'enfonçant très profondément dans le derme, et présentant, en de nombreux endroits, des traces de dégénérescence sébacée. Cette métamorphose se traduisait par la présence de petites masses graisseuses dont les boyaux étaient parsemés, masses dans lesquelles la métamorphose s'observait à tous ses degrés.

C'était d'abord une infiltration de granulations autour des noyaux, qui prenaient une teinte orangée, rouge de saturne, jaune même, sous l'action du picro-carmin, comme cela se voit pour les glandes sébacées. Ailleurs, les masses dégénérées étaient constituées par un détritus granuleux, jaunâtre, où se retrouvaient encore quelques noyaux atrophiés. Un degré de plus et le tout se transformait en amas de cristaux gras, peu réfringents (tyrosine). (*Service de M. le professeur agrégé Poncet*, nov. 1880).

des différences d'ordre purement chimique que nous ne voulons pas aborder.

Anatomiquement, elles se présentent avec des analogies assez grandes pour que, à l'exemple de la plupart des auteurs, nous ne séparions pas leur histoire. Nous emploierons donc indistinctement les termes *muqueuse* et *colloïde* comme synonymes l'un de l'autre.

De même que la métamorphose graisseuse, la métamorphose colloïde s'observe, ainsi que nous l'avons fait pressentir, comme processus d'*évolution* et comme processus de *régression*.

A. EVOLUTION MUQUEUSE. — Elle se manifeste par des changements des cellules qui évoluent vers la forme des cellules à secrétion muqueuse, ou cellules mucipares.

Le meilleur exemple que nous puissions en fournir provient d'un kyste de l'ovaire que nous devons à l'obligeance de M. le professeur Laroyenne. (Fig. 18.) Les parois de ce kyste, d'ailleurs volumineux (il contenait une dizaine de litres de liquide filant et gommeux), renfermaient une foule de petites cavités d'un volume variant entre celui d'une aveline et celui d'un grain de millet. L'examen de ces cavités a montré que leur paroi était creusée d'une multitude de dépressions, de culs-de-sac glandulaires séparés les uns des autres par des cloisons délicates implantées perpendiculairement sur la paroi. Ces dépressions s'ouvrant dans la cavité, étaient tapissées de cellules épithéliales variables : sur les culs-de-sac les moins

profonds et les moins développés, les cellules étaient
pleines, cubiques ou cylindriques ; il en était de même
de celles qui recouvraient le fond des dépressions.
Mais sur les dépressions volumineuses et aussi au niveau de leur ouverture dans la cavité des kystes, les
cellules ont tous les caractères des éléments mucipares. Elles étaient caliciformes, creusées d'une cupule
plus ou moins vaste, au-dessous de laquelle le proto-

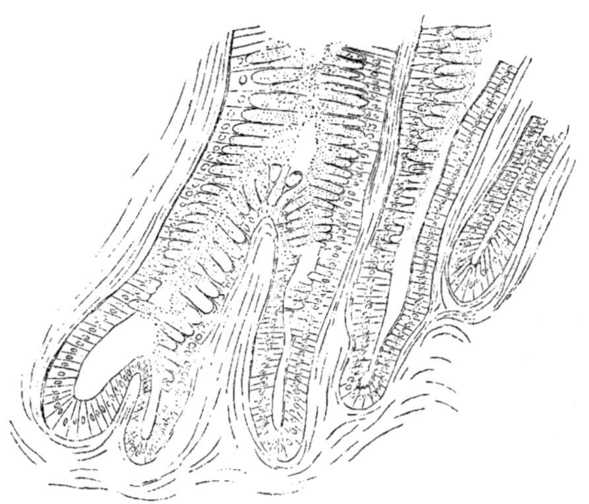

Fig. 18. — Kyste de l'ovaire

plasma, contenant le noyau, s'effilait comme un pied
implanté sur les cloisons interglandulaires. On pouvait
saisir tous les intermédiaires entre la cellule cylindrique pleine et la cellule à mucus creuse ; de sorte qu'on
ne pouvait douter de l'évolution dont les cellules de
la tumeur, en général, étaient le siège. De pareilles

transformations doivent être fréquentes sur les épithéliomas du tube digestif, ceux de l'estomac par exemple, mais nous n'avons pas eu l'occasion d'en observer.

B. — Dégénérescence muqueuse ou colloide. — Elle est extrêmement fréquente soit dans les cellules, soit dans la substance intercellulaire. Nous n'avons pas cru nécessaire d'en donner des dessins.

Les cellules peuvent être envahies d'emblée dans leur totalité, ou progressivement. Dans le premier cas, le protoplasma prend tout entier un aspect clair et brillant; son état granuleux disparait, il devient homogène et réfracte fortement la lumière. Les propriétés endosmotiques de la nouvelle substance qui se substitue ainsi à celle de la cellule, sont assez considérables; la matière colloïde sans se colorer aussi bien que le noyau, se laisse toutefois mieux pénétrer par les réactifs que ne le faisait le protoplasma. Lorsque la cellule ne s'infiltre que peu à peu de substance colloïde, celle-ci apparait d'abord, en dehors du noyau, sous la forme d'une gouttelette plus ou moins fine et possédant les propriétés optiques de la matière colloïde en général; cette gouttelette grossit, refoule le noyau, envahit toute la cellule et la transforme en une vésicule, enfin rompt la paroi de celle-ci et s'échappe au dehors. Si plusieurs cellules voisines sont le siège des mêmes phénomènes, elles se rompent les unes dans les autres et ainsi se forme un petit kyste à contenu muqueux. Le type de ce processus s'observe dans les cavités closes du corps thyroïde et dans les tubes urinifères des reins atteints de néphrite interstitielle.

La substance colloïde, au lieu de se produire sous forme de gouttelettes, peut se montrer sous l'aspect d'un cercle entourant le noyau. Celui-ci paraît alors séparé du protoplasma par un espace vide circulaire, et, si l'on n'était prévenu, on pourrait croire à la formation endogène d'un noyau dans une cavité de la cellule. Förster, MM. Cornil et Ranvier pensent, avec raison, que cet état correspond à bon nombre des *cellules physaliphores* de Virchow.

La dégénérescence muqueuse des cellules se produit à peu près dans toutes les tumeurs, mais sa fréquence est surtout grande dans les tumeurs épithéliales, où elle aboutit le plus facilement à la formation de kystes. Pour qu'un kyste se développe, en effet, il faut une paroi, il faut que la région où s'opère la régression muqueuse soit normalement entourée d'une paroi qui puisse retenir la matière colloïde, ce qui existe principalement dans le carcinome et l'épithéliome. En dehors de cette disposition, des kystes ne pourront guère se produire que dans les tumeurs à substance fondamentale solide, telles que l'enchondrome et les tumeurs osseuses. Le tissu sarcomateux, riche en cellules qui ne sont d'ailleurs pas contenues dans une substance intercellulaire solide, n'est pas favorable à la production de cavités cystiques. On nous objectera l'existence des tumeurs dites *cysto-sarcomes ;* mais elles remplissent justement les conditions que nous venons d'indiquer. Elles siègent soit dans les os, soit dans les organes glandulaires tels que la mamelle. Dans les os, le tissu est tout naturellement disposé, par sa consistance, à constituer des parois résistantes au liquide colloide formé. Aussi y observe-t-on des tumeurs sarcomateuses creusées d'une multitude de cavités kystiques, ou bien d'une cavité unique et énorme, comme dans ces faits de *spina ventosa* relatés par Virchow. Dans les organes glandulaires, les cysto-sarcomes naissent d'une prolifération embryonnaire qui s'opère dans le tissu conjonctif interposé aux lobules et aux culs-de-sac de la glande. Ces derniers ne restent pas indifférents aux phénomènes qui se passent dans leur voisinage ; ils réagissent à leur manière, leur épithélium subit la dégénérescence muqueuse et ainsi naissent, dans l'intérieur même des acini, des kystes plongés dans un tissu sarcomateux étranger à leur production.

Une des formes les plus intéressantes de la métamorphose colloïde s'opérant dans les cellules, est celle qu'on observe dans le carcinome et qui est connue sous les noms de *carcinome colloïde,* de *cancer alvéolaire colloïde.*

Dans l'exemple suivant, le point dont nous donnons la description est pris sur une préparation d'un nodule pulmonaire métastatique, dans un cas de carcinome colloïde de l'estomac (1).

Les alvéoles y sont irréguliers ; leur paroi est très amincie, parfois même rompue, dilatée par

____

(1) Service de M. le professeur Teissier, salle St-Martin. Autopsie le 25 novembre 1878.

la matière muqueuse, dans laquelle nagent des cellules relativement rares. Autour des cellules, le contenu colloïde de l'alvéole est comme sillonné par des stries curvilignes concentriques aux cellules. Celles-ci présentent plusieurs aspects : les unes sont transformées en vésicules kystiques, les autres ne sont guère constituées que par le noyau auquel reste appendue une petite quantité de protoplasma granuleux (car la régression granulo-graisseuse complique souvent la dégénérescence colloïde). A un examen attentif, on contaste que les stries dont nous avons parlé, sont constituées par des granulations sombres ou réfringentes, d'aspect graisseux, disposées en séries linéaires ; ailleurs elles le sont par des lignes très fines, un peu sombres, non interrompues. Cette disposition nous paraît comporter l'interprétation suivante. Les cellules sont transformées en vésicules, dans lesquelles le noyau est souvent respecté, au point que la membrane d'enveloppe de la vésicule finit par n'être qu'une ligne qui se perd dans la matière colloïde et forme, autour du noyau, les stries concentriques qu'ont signalées tous les observateurs. Si le protoplasma était auparavant en régression graisseuse, l'enveloppe de la cellule devenue vésiculeuse est formée des granulations du protoplasma refoulées, au lieu de l'être par une ligne non interrompue ; les stries concentriques sont alors ponctuées.

Le dernier aspect que nous devions mentionner dans la métamorphose *cellulaire* colloïde est celui que présentent les épithéliomas pavimenteux, celui que nous avons observé sur notre épithélioma de la dure-mère et que nous avons dessiné dans notre fig. 12. Nous en avons assez parlé dans le second chapitre pour qu'il soit inutile d'y revenir ici.

La dégénérescence colloïde s'opère dans la substance intercellulaire des tumeurs histioïdes et les stromas des tumeurs organoïdes, non moins souvent que dans les cellules elles-même. Cette fréquence est telle que certains observateurs, Rindfleisch entre autres, ont supposé que, toutes les fois que des cellules sont mises en liberté, le fait a lieu par une dégénérescence muqueuse de la substance intermédiaire. Cette métamorphose s'opère directement par simple ramollissement avec production de mucine. Toutes les tumeurs de la série connective peuvent en être atteintes, mais sur aucune le phénomène n'est aussi caractéristique que sur l'*enchondrome*.

D'ailleurs, le tissu cartilagineux normal présente ce phénomène de substitution : les cartilages costaux des vieillards offrent souvent des points de ramollissement colloïde et, bien plus, pendant toute l'existence, ainsi que nous l'avons vu, les disques intervertébraux sont, à leur centre, composés d'une substance muqueuse, dans laquelle nagent des cellules cartilagineuses normales. Sur l'enchondrome, la dégénérescence colloïde aboutit à la formation de kystes dans lesquels les capsules tantôt subsistent sans altération, tantôt sont détruites aussi par la même métamorphose. La régression colloïde de la substance fondamentale marche assez fréquemment

de pair avec la dégénérescence graisseuse des cellules
cartilagineuses.

Dans les tumeurs épithéliales des organes glandulaires, la dégénérescence muqueuse de la substance
intercellulaire prend parfois le pas sur celle des cellules. Le fait a été déjà mentionné, mais il semble ne
pas avoir suffisamment attiré l'attention ; Rindfleisch
dit l'avoir observé ; M. Robin l'énonce clairement (1) :
« Dans les tumeurs hypertrophiques glandulaires du
gros intestin, de l'estomac, de la mamelle, du pancréas, du foie, les culs-de-sac glandulaires sont souvent atrophiés dans une partie de leur étendue, et
forment des amas interrompus, cylindriques ou de
formes diverses, composés de cellules épithéliales
glandulaires accumulées, cohérentes, granuleuses ;
le tissu cellulaire interposé à ces culs-de-sac est atro-
phié, au moins en grande partie et remplacé par la
substance amorphe gélatiniforme. Celui-ci renferme
fréquemment des amas de granulations graisseuses
très fines, ou même des vésicules adipeuses. » Pour
notre part, nous avons observé deux cas analogues
très-nets ; nous en rapporterons un. Il s'agit d'une
tumeur du sein dont on examina d'abord des produits
obtenus par le raclage ; ils montrèrent des amas se
terminant par des extrémités renflées en massue, de
cellules épithéliales ou épithéloïdes, le tout plongé
dans une substance muqueuse abondante.

A l'examen après durcissement, on constata, sur les
coupes, l'existence de mailles, d'alvéoles séparés par

____

(1) *Dictionnaire de Nysten*, art. *Colloïde.*

de très fines travées formées de faisceaux conjonctifs
et d'éléments cellulaires étoilés, et comme érodées
par places. A leur centre, les alvéoles contenaient des
masses épithéliales représentant très bien le moule
de culs-de-sac simples ou ramifiés et terminés par
plusieurs renflements borgnes ; les cellules épithéliales étaient saines, sans aucune trace de dégénérescence muqueuse. Ce qui frappait le plus, c'est que
les amas cellulaires étaient très éloignés des cloisons
alvéolaires dont ils étaient séparés par une couche
très épaisse de substance muqueuse ; de sorte que
celle-ci paraissait évidemment s'être produite en
dehors de l'élément cellulaire épithélial, aux dépens
du tissu conjonctif interlobulaire extrèmement réduit
de volume. C'était d'ailleurs là, très probablement,
un cas de myxome de la mamelle, myxome né dans
le tissu conjonctif de la glande, et qui se caractérisait
par la production d'une substance muqueuse intercellulaire très abondante (1).

Evolution kératoïde

Elle s'observe dans les épithéliomas qui ont leur
origine dans l'épiderme. Elle est le résultat d'une
direction évolutive imprimée aux éléments de nouvelle formation par ceux qui ont donné naissance à la
tumeur. Nous avons déjà parlé des faits d'atavisme
que présentent les tumeurs ; c'en est là un exemple.

(1) Service de M. D. Mollière. — Tumeur occupant tout le sein,
de consistance gélatineuse, de couleur jaune et transparente à l'examen macroscopique.

Toutes les cellules de l'épiderme sont destinées à devenir cornées, à subir la métamorphose *kératoïde ;* or nous avons eu l'occasion de dire que, par leur développement exagéré, les cônes épidermiques interpapillaires de la peau donnent naissance à des cancroïdes ou, si l'on préfère, des épithéliomas pavimenteux lobulés. Les cellules de ces productions néoplasiques ont, comme partout, de la tendance à revêtir les caractères des cellules originelles et à subir elles-mêmes l'évolution kératoïde.

La *kératine* est, d'après la description du *Dictionnaire* de Nysten, « une matière homogène, incolore, striée longitudinalement et se déchirant en ce sens plus facilement que de toute autre manière. Cette substance est formée de cellules épithéliales pâles, très minces, sans noyaux, se distinguant aisément de celles de l'épiderme, des ongles et des cornes. Elles sont très cohérentes, se soudent même tout-à-fait à l'état normal, mais se séparent sous l'influence des réactifs ». Ajoutons que la kératine se colore en jaune par le picro-carmin.

M. Ranvier (1) a décrit les phénomènes qui se passent dans ce qu'on appelle la *couche granuleuse* de l'épiderme. Les cellules y sont infiltrées par des grains d'une substance, l'*éléidine,* qui se colore vivement en rouge par le picro-carminate d'ammoniaque. Il suppose, sans s'expliquer autrement, que ces granulations d'éléidine jouent un rôle dans la trans-

____

(1) Comptes rendus de l'Ac. des sciences, juin 1879.

formation des cellules du corps muqueux de Malpighi en cellules cornées.

Quoiqu'il en soit, il est fréquent d'observer, dans les cancroïdes qui ont une marche lente, comme on sait, que les cellules sont claires, homogènes, brillantes et ont plus ou moins les caractères des cellules de la couche épidermique cornée.

Métamorphose calcaire. Calcification. Crétification.

Nous avons exposé les raisons qui nous font regarder cette métamorphose comme une régression, une dégénérescence et non comme une évolution. Elle est très fréquente dans toutes les tumeurs et porte plutôt sur la substance fondamentale que sur les cellules elles-mêmes ; nous ne croyons pas, pour notre compte, qu'à part l'endothéliome elle puisse s'observer primitivement dans les cellules même ; on peut dire seulement que c'est à la périphérie de celles-ci, à leur point de contact avec la substance fondamentale, que la dégénérescence calcaire débute ordinairement.

La calcification est très fréquente dans les tumeurs, mais seulement dans les tumeurs histioïdes ; elle est très rare dans les organoïdes. Parmi les premières, ce sont surtout celles à marche lente qui en sont le plus souvent atteintes, et surtout le fibrome, l'endothéliome et l'enchondrome, où cette condition se trouve le mieux réalisée.

Il est difficile de trouver dans les auteurs une bonne description du processus de la crétification :

C'est Wagner qui donne celle qui semble le plus
conforme à ce que nous avons observé. « Quand
les tissus s'infiltrent de chaux, par exemple la substance fondamentale des cartilages costaux, on aperçoit d'abord au microscope de très petites molécules
qui troublent la transparence de la partie atteinte
(la substance hyaline des cartilages,par exemple).Ces
molécules augmentent de volume, en même temps
qu'il s'en dépose de nouvelles. Le tissu perd ainsi
sa structure normale, et les points altérés se remplissent de granulations plus ou moins grosses, irrégulièrement anguleuses ou arrondies. Celles-ci se
confondent ensuite en une masse homogène dont les
bords paraissent noirs; à la lumière réfléchie, au contraire, elles sont d'un blanc particulier, et souvent on
peut encore y distinguer les cellules non calcifiées.
A cette période, il se produit encore une certaine
transparence de même que pour le verre, dont la
poudre est opaque, et qui revient transparent quand
ses éléments se touchent intimément, c'est-à-dire
par la fusion. Des coupes très minces offrent une
certaine ressemblance avec le tissu osseux, ressemblance qui disparait à un examen attentif et par les
réactifs. » (1)

Nous avons observé ces phénomènes dans un cas
d'enchondrome, d'une manière très-nette. La tumeur
présentait toutes les formes du tissu cartilagineux
suivant les points qu'on avait sous les yeux. C'étaient :
des cellules rondes, analogues aux cellules vésicu-

(1) WAGNER. *Nour Elem. de path. général*, p. 318

leuses des tendons ; des cellules ramifiées, également vésiculeuses, plongées dans une substance molle, muqueuse, de véritables capsules de cartilage dans une substance fondamentale hyaline et consistante. D'une manière générale, le processus d'incrustation calcaire consistait en une infiltration de la substance fondamentale quelle qu'elle fût, par des molécules sombres, très-fines ; cela à plusieurs degrés. Dans les parties où la substance intermédiaire était molle, on apercevait seulement un pointillé moléculaire. Dans celles à substance fondamentale hyaline, on observait le même pointillé soit seulement dans la capsule des cellules, formant comme une ligne sombre autour de celles-ci ; soit encore un pointillé plus étendu, envahissant des îlots de substance fondamentale, donnant à celle-ci un aspect général sombre ; les îlots de calcification étaient comme percés de trous correspondant aux cellules relativement saines, ils n'avaient pas de limites bien arrêtées mais présentaient, au contraire, des prolongements plus ou moins longs. En d'autres points, les parties crétifiées formaient de véritables trabécules irrégulières, à bords sombres, à centre vitreux et sérulescent, à la lumière transmise. Ailleurs enfin, la matière calcaire était accumulée en amas de petits corps cristalloïdes, noirs.

Ossification

Cette métamorphose possède les caractères des processus d'*évolution*, elle consiste dans la transformation d'un tissu en un autre tissu ; dans l'espèce, elle n'est pas un état de mort pour les parties qui en sont atteintes ; elle n'est pas forcément permanente et définitive, mais, au contraire, le tissu osseux de nouvelle formation peut revenir, par exemple, à l'état embryonnaire et subir plus tard d'autres métamorphoses.

L'ossification est très-fréquente dans toutes les tumeurs, de même que la dégénérescence calcaire. Elle se produit de préférence dans les néoplasmes à marche lente et à nutrition peu développée, surtout également dans les tumeurs fibreuses et cartilagineuses. On sait d'ailleurs que ces deux processus ont été longtemps confondus ; nous n'insisterons pas sur la distinction, bien admise aujourd'hui, qu'il convient d'établir entre eux.

L'ossification peut se présenter sous deux formes : celles de tissu *ostéoïde* et de tissu osseux vrai.

La métamorphose *ostéoïde* a été bien décrite par Virchow et par MM. Cornil et Ranvier. Pour ces derniers, « une tumeur ostéoïde sera constituée par des trabécules de formes et de dimensions variées, composées d'une substance réfringente, homogène ou vaguement fibrillaire, souvent infiltrée de granulations calcaires, contenant des corpuscules anguleux ; ces trabécules sont séparées par du tissu fibreux dans lequel cheminent des vaisseaux. »

Un exemple de la transformation ostéoïde nous a été fourni par une tumeur de la mamelle, enlevée sur une chienne (1). La tumeur dans son ensemble était

______

(1) Tumeur de la mamelle enlevée sur une chienne par M. Bernard, médecin vétérinaire de l'armée (décembre 1880).

un adéno-sarcome. On y trouvait disséminées soit des plaques de formes irrégulières, soit des trabécules se colorant vivement en rouge par le picro-carmin, auxquelles la lumière transmise donnait un aspect brillant, tout en laissant les bords sombres. Ces plaques, ces trabécules n'étaient pas homogènes; elles étaient, au contraire, sillonnées par des stries parallèles qui leur donnaient un aspect fibrillaire. Certaines plaques présentaient des parties d'aspect réticulé. Elles étaient entourées de toutes parts par du tissu fibreux. L'élément cellulaire y était représenté par des corpuscules anguleux n'ayant aucune ressemblance avec les copuscules osseux vrais. Les bords des plaques étaient festonnés; la saillie de chaque incisure des festons correspondait à l'entrée d'un faisceau fibreux dans la plaque, faisceau qui, dans le tissu fibreux voisin, commençait plus ou moins loin à prendre les caractères ostéoïdes, c'est à dire à devenir homogène, réfringent et capable de se colorer plus vivement par le picro-carminate. Ainsi, des faisceaux fibreux parallèles, juxtaposés, pénétraient dans les plaques, les trabécules, absolument comme les fibres de Sharpey pénètrent dans l'os, et leur donnaient cet aspect sillonné, strié dont nous avons parlé quelques lignes plus haut. On ne pouvait s'empêcher, en fin de compte, de considérer cette métamorphose comme une simple transformation chimique opérée, *in situ,* dans un tissu fibreux; comme une incrustation du tissu par une substance étrangère.

L'ossification dans les tumeurs est constituée par

la présence de trabécules osseuses contenant de véritables corpuscules à prolongements anastomosés et
canaliculés.

Lorsqu'elle se produit dans un fibrome ou dans
un enchondrome, son mode de formation ne diffère
pas de ce qu'il est dans les tissus fibreux et cartilagineux ; mais il est plus difficile d'expliquer la formation d'aiguilles osseuses dans les tumeurs embryonnaires, dans les sarcomes. Nous ne croyons pas, en
effet, qu'on ait jamais saisi sur le vif les phénomènes
qui y précèdent l'ossification, qu'on l'ait vu, par
exemple, se produire dans des parties ayant subi au
préalable une incrustation calcaire. On constate seulement la présence de trabécules anastomosées, laissant entre elles des vides comblés par du tissu embryonnaire, c'est-à-dire un aspect tout-à-fait semblable à celui que fournit l'examen d'os atteints
d'ostéite raréfiante.

Les métamorphoses *ostéoïde* et *osseuse* ainsi que
la calcification, diffèrent des métamorphoses graisseuse, colloïde et kératoïde, en ce qu'elles portent
surtout sur la substance fondamentale intercellulaire,
au rebours des trois autres qui se localisent de préférence sur les éléments cellulaires.

Dégénérescence pigmentaire. — Mélanose

L'infiltration de granulations pigmentaires dans les
tumeurs n'a rien de comparable avec un processus
d'*évolution* ; elle ne consiste pas dans une transformation des éléments qui en sont atteints en éléments

d'une autre forme, elle n'est pas passagère, et, lorsqu'elle s'est produite, les parties atteintes ne peuvent pas revenir à leur forme primitive ni à l'état embryonnaire.

L'infiltration *pigmentaire* est au contraire une *dégénérescence* très analogue à la dégénérescence granulo-graisseuse ou à la calcification ; comme dans ces deux dernières métamorphoses, les éléments des tumeurs mélaniques sont *infiltrés* par une matière étrangère, la *mélanine*. Voyons d'abord ce qu'est cette substance étrangère : « Elle se dépose peu à peu, et sous forme de poudre noire, dans l'eau où l'on a agité la membrane choroïde, les tumeurs mélaniques, etc. Elle se trouve à l'état de fines granulations moléculaires dans les corps fibro-plastiques de la choroïde (1). » C'est sous cet état de granulations noires ou couleur sépia, que la mélanine se retrouve dans les tumeurs.

Elle peut s'y produire à la fois dans les cellules et dans la substance intercellulaire, mais le plus souvent dans le premier de ces deux éléments.

Nous n'en avons observé qu'un cas, non pas que les tumeurs mélaniques ne soient fréquentes, mais ainsi que nous l'avons déjà dit, nous ne voulons, autant que possible faire servir à notre travail que des cas dont nous ayons eu les pièces entre les mains dès leur extirpation, dont nous connaissions bien l'origine. La tumeur que nous avons observée siégeait à la face dorsale du pied ; lorsqu'on ouvrit la pièce, on constata qu'elle était formée de masses molles

(1) Dictionnaire de Nysten. art. mélanine, mélanose.

arrondies, de volume variable, (un pois à une noix),
couleur de charbon, très rapprochées les unes des
autres et séparées seulement par des zones de tissu
ayant une couleur sépia. Les produits du raclage
pratiqué en plusieurs endroits nous firent voir des corps
fibro-plastiques à divers degrés d'infiltration. Dans
les régions couleur sépia, les cellules étaient les unes
saines, les autres colorées d'une teinte générale sépia
sans granulations moléculaires ; puis on en voyait dont
le noyau seulement était entouré de granulations,
tandis qu'ailleurs tout le corps de la cellule était
noir, déformé par l'excès de l'infiltration pigmentaire. Il n'y avait rien là qui différât de ce qui a été
décrit par tous les auteurs.

D'après l'étude comparée des éléments de la périphérie, tout porte à croire, comme le disent MM. Cornil et Trasbot (1), que c'est le tissu sarcomateux qui
est produit d'abord et que la coloration ne vient
qu'après.

Notre tumeur était un sarcome fuso-cellulaire.
C'est la forme la plus fréquente des tumeurs mélaniques, tellement que MM. Cornil et Trasbot n'ont
jamais observé la forme carcinomateuse. M. Pierret
l'a rencontré une fois sur une tumeur du gros or-
teil (2). Jusqu'à présent, on n'a rencontré la mélanose
que dans trois espèces de tumeurs : les sarcomes, les
carcinomes et les fibromes. Ces derniers font excep-

(1) Cornil et Trasbot, *De la mélanose*. Mém. de l'Ac. de méd.
1867-1868.
(2) M. D. Mollière.

tion à la gravité qui est la règle dans les tumeurs mélaniques.

Evolution vasculaire

On s'étonnera peut-être de trouver à cette place des considérations qui n'ont été jusqu'ici, croyons-nous, présentées par aucun auteur. Elles sont légitimées par les conclusions qui terminent le travail déjà cité de MM. Malassez et Monod (1). Voici celles de ces conclusions qui nous intéressent.

« On peut trouver, dans les tumeurs à myéloplaxes, des myéloplaxes s'anastomosant les uns avec les autres, présentant de véritables pointes d'accroissement, ayant un protoplasma assez grossièrement granuleux, des noyaux ovoïdes à gros nucléoles, des vacuoles, voire même des cavités remplies de globules sanguins, en un mot, *des éléments évidemment semblables aux cellules et aux éléments vaso-formateurs.*

« Les myéloplaxes ne sont pas, comme on le croit généralement, des éléments parfaits, spéciaux à certains tissus, mais bien des éléments incomplètement développés; *on pourrait les considérer comme des vaisseaux métatypiques.*

Conséquemment, les tumeurs à myéloplaxes ne doivent pas être considérées comme formant un groupe absolument distinct ; ce sont des néoformations conjonctives plus ou moins embryonnaires, *se développant dans le sens vasculaire, des sarcomes angioplastiques.*

(1) MALASSEZ et MONOD, Sur les tumeurs à myéloplaxes (sarcomes angio-plastiques). Arch de phys. norm. et path. 1878.

« Que l'on suppose le développement des myéloplaxes un peu plus avancé et ces tumeurs prendront certains des caractères histologiques et cliniques des an· giomes ».

Ainsi certaines tumeurs sont constituées par des éléments qui évoluent, d'une manière plus ou moins parfaite, dans le sens d'une *formation vasculaire.*

Nous pouvons rapporter (1) le cas d'une tumeur où

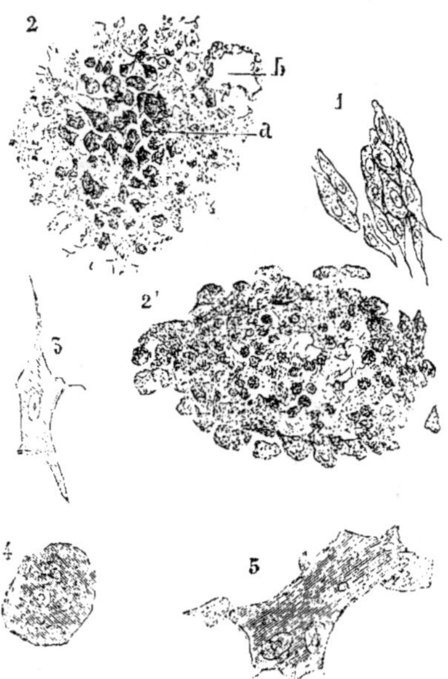

Fig. 19. — Sarcome angioplastique (1). Tumeurs pulmonaires. 1. Région constituée par du sarcome fuso-cellulaire ; — 2. Cellules épithélio· ïdes au milieu d'un foyer hémorragique dans les globules blancs se résolvent en un détritus granuleux. — 3. Vaisseau à paroi formée de cellules épithélioides ; — 4. Cellule endothéliale ; — 5. Cellules mères (angioplastiques ?)

(1) Service de M. le professeur Soulier. *Lyon médical*, 1880. *Note sur un cas de tumeurs multiples du poumon, du testicule, du cerveau*

certainement la disposition vaso-formative des myéloplaxes n'était pas aussi évidente, mais où des rapports
des myéloplaxes avec des vaisseaux de nouvelle formation devaient exister. Peut-être ces rapports se
montraient-ils moins clairement que dans le cas de
MM. Malassez et Monod, parce que l'évolution vasculaire, la tendance vers l'angiome était plus avancée
dans notre tumeur. Celle-ci était constituée par des
cellules de sarcome de toutes formes ; c'est-à-dire par
des éléments globo-cellulaires grands et petits, par
des éléments fusiformes, de grosses cellules d'aspect
épithélioïde et enfin des myéloplaxes, des cellules-
mères. Le caractère capital du néoplasme était un
développement exagéré de nouveaux vaisseaux dont
la paroi était formée par des cellules polygonales, un
peu plus longues que larges et rangées bout à bout.
Nous en avons dessiné un en 3). La tendance télan-
giectasique allait jusqu'à la production de ruptures
vasculaires et d'hémorrhagies qui se traduisaient par
des *reticula* fibrineux contenant des leucocytes et des
cellules-mères. Il nous semble permis d'assimiler dans
une mesure la réunion de ces divers éléments à l'analogie de notre tumeur avec celles dont parlent
MM. Malassez et Monod.

Cette tendance vaso-formative, qui ne s'observe
d'ailleurs que dans les sarcomes a été, depuis, cons-
tatée par d'autres observateurs. M. Creighton (1)
en a publié plusieurs cas. L'examen histologique
d'un kyste séro-sanguin du cou a montré, à M. Creigh-

(1) *Journal of anat. and phys. April* 1880.

ton, une disposition assez conforme à celle que présentait notre tumeur, et il en a tiré les mêmes conclusions que nous. Le tissu nouveau provenait de groupes de cellules qui entouraient des vaisseaux nouveaux et en formaient la paroi. Les cellules avaient toutes les formes des éléments sarcomateux, elles étaient arrondies, fusiformes, etc. M. Creighton attire particulièrement l'attention sur des cellules volumineuses colorées par de l'hémoglobine, cubiques, sphériques, polygonales, présentant une grande tendance à produire des globules rouges et qu'il appelle, pour cette raison, des *hématoblastes*. L'auteur a également examiné un myxo-sarcome, dans lequel de nombreuses cellules étaient colorées par l'hémoglobine; quelques-unes même avaient donné naissance à des globules sanguins (hématoblastes).

M. Creighton nous semble un peu trop disposé à accorder un pouvoir vaso-formateur aux tumeurs qu'il a observées. Nous ferons cependant remarquer que malgré ses recherches sur la disposition du système vasculaire dans les sarcomes, Billroth n'a pas dit le dernier mot sur cette question; il n'a fait que constater, pour ainsi dire, le dernier terme de la formation des vaisseaux dans ces néoplasmes, mais le mode suivant lequel se fait la première apparition des vaisseaux reste encore à trouver.

Il est permis de supposer que, — à côté du mode de développement, généralement admis, au moyen de bourgeons ou fusées angioplastiques provenant des capillaires qui préexistent dans le tissu

voisin de la tumeur, — des vaisseaux doivent apparaître souvent, au sein même de la nouvelle formation. Or ils ne peuvent le faire qu'aux dépens de
cellules vaso-formatives, telles que les a décrites
M. Ranvier, dans les plaques laiteuses de l'épiploon
des jeunes lapins. L'observation rapportée par
MM. Malassez et Monod, serait un cas où ce processus, si difficile à constater, aurait pù être saisi
sur le fait. D'ailleurs, les sarcomes sont, par excel-
lence, les tumeurs du tissu conjonctif ; ils rappellent
par leur structure, les premiers temps du développement du mésoderme, alors que, dans celui-ci, apparaissent les îlots vaso-formateurs de Wolf et Pander.
Il n'y aurait donc rien d'étonnant à admettre que les
propriétés vaso-formatives du feuillet moyen, se
retrouvassent dans les sarcomes.

Nous ne mentionnerons que pour mémoire l'altération que M. Malherbe (de Nantes) (1) a décrite sous
le nom de *dégénérescence mycélioïde* des fibres
conjonctives ; elle nous parait entachée d'une erreur
d'interprétation que M. Malherbe d'ailleurs a
reconnue implicitement dans une note ajoutée à son
mémoire.

(1) A. MALHERBE, *Note sur une dégénérescence particulière des
fibres conjonctives. Arch. de physiol. norm. et path.*

CHAPITRE V

Accidents locaux et généraux

Sommaire. — Hémorrhagie. — Inflammation. — Compression et irritation. — Infection. Généralisation. — Généralisation sous des formes autres que celle de la tumeur primitive.

Nous voulons parler, pour que notre travail soit complet, de quelques phénomènes qui, survenant accidentellement, peuvent modifier plus ou moins l'aspect général d'un néoplasme. Comme ces phénomènes sont connus et décrits dans tous les ouvrages classiques, nous nous contenterons de les mentionner sans nous y arrêter longuement.

En premier lieu, il est extrêmement fréquent d'observer des *hémorrhagies* dans l'intérieur d'une tumeur. Cela se voit surtout sur les sarcomes, qui ont une tendance marquée à se vasculariser, ainsi que sur les tumeurs épithéliales à développement rapide. En pareil cas, la masse néoplasique est constituée surtout par du tissu embryonnaire et il arrive un moment où les vaisseaux nouvellement formés ne sont pas soutenus par un tissu assez résistant ; ces vaisseaux se rompent et donnent lieu à la production de foyers hémorrhagiques, soit *enkystés*, soit *diffus*, qui peuvent passer par les phases que présentent les hémorrhagies en général.

Une tumeur peut, en outre, être le siège d'*inflammations* partielles ; dans bon nombre de cas, on peut se rendre compte que toute l'activité formative n'est pas uniquement employée à la formation du tissu plus ou moins propre à la tumeur, mais encore que les cellules embryonnaires évoluent dans le sens d'une inflammation qui tantôt suppure, tantôt s'organise en tissu. Telle est l'origine des foyers purulents qu'on observe fréquemment ; telle est probablement aussi celle du tissu conjonctif qui constitue le stroma de certaines tumeurs organoïdes.

Signalons encore la compression qu'exercent les tumeurs sur les tissus voisins. Elles sont souvent une source d'irritation pour ces tissus ; elles constituent alors comme une *épine* autour de laquelle les parties restées saines réagissent en devenant le siège de phénomènes inflammatoires dans le voisinage du néoplasme.

Les différents accidents que nous venons de mentionner : hémorrhagies, inflammation, compression et irritation, sont des accidents locaux ; ces tumeurs sont aussi la cause d'accidents plus ou moins éloignés qui, à un premier degré, constituent ce qu'on

appelle *l'infection* ; ils prennent le nom de phénomènes de *généralisation* lorsqu'ils se produisent à
distance. Les tumeurs dites *malignes* présentent, en
effet, trois phases distinguées par Virchow : la phase
locale, la phase d'infection et celle de généralisation.

L'infection correspond à l'extension périphérique
d'un néoplasme ; celle-ci s'opère par les voies lymphatiques, comme cela arrive lorsqu'un cancer épithélial, rompant sa barrière conjonctive, pénètre
d'abord dans les lacunes du tissu conjonctif voisin,
puis dans les lymphatiques canaliculés et envoie
enfin ses bourgeons jusque dans les premiers ganglions. Cette marche envahissante de la tumeur peut
se faire d'une manière *continue* ; dans ce cas, les
lymphatiques sont distendus et se présentent sous
l'aspect de cordons durs entre la tumeur primitive
et les ganglions. D'autres fois, l'envahissement est
discontinu : quelques cellules cancéreuses se déta-
chent de la tumeur et sont charriées par les lymphatiques jusque dans les ganglions. Arrivées là, elles
sommeillent plus ou moins longtemps, mais leur
activité ne s'éteint pas ; elle se réveille après un temps
variable au bout duquel les cellules émigrées prolifèrent. L'émigration serait favorisée, d'après Klebs
et Pagenstecher, par les mouvements amiboïdes que
ces deux auteurs auraient observés sur les cellules
cancéreuses. Pour que celles-ci puissent conserver
leur vitalité et se reproduire loin de la tumeur primitive, il est nécessaire qu'elles trouvent des moyens
de nutrition suffisants dans le tissu où elles se sont
arrêtées ; elles mourraient, au contraire, en devenant

granuleuses, si ce tissu n'est pas assez riche en vaisseaux (Thierfelder).

Les cellules émigrées reproduisent, dans les glanglions, le tissu de la tumeur-mère ; il ne faut donc
pas s'étonner de trouver du cancer épithélial véritable dans ceux-ci. Nous devons un cas de ce genre à
l'obligeance de M. le professeur Ollier (nov. 1880).
Il s'agissait d'une tumeur de l'aisselle, que l'on
reconnut être un épithélioma tubulé des glandes
sébacées et sudoripares. Une récidive avec engorge-
ment ganglionnaire se montra quelque semaines
après l'ablation. A l'examen des glanglions enlevés,
on trouva des nodules d'épithélioma tubulé, dans le
voisinage desquels les cellules conjonctives influencées revêtaient des formes épithélioïdes et étaient
énormes.

Très probablement les cellules émigrées ne reproduisent pas des tumeurs ganglionnaires par leur
seule prolifération : el'es paraissent agir aussi, par
une sorte d'action de présence, sur les cellules lymphatiques voisines qui prennent alors des formes épithélioïdes. Le fait semble être démontré dans le voisinage des introrsions épithéliales : Virchow, MM. Cornil et Ranvier admettent même que c'est là le seul
mode de développement de l'épithéliome. Pour ces
auteurs, les cellules embryonnaires du voisinage
des bourgeons ou cônes épithéliaux se transforme-
raient directement en cellules épithéliales et ainsi
s'accroîtraient les lobules de l'épithélioma pavimenteux lobulé, par exemple. Notre figure 14 représente, en effet, une introrsion glanduliforme entou-

rée de cellules embryonnaires qui semblent s'y adjoindre en prenant des caractères épithélioïdes. — D'autres auteurs veulent que l'accroissement se fasse uniquement par prolifération épithéliale. Rindfleisch professe une opinion mixte, et admet que les deux processus sont possibles. Quoiqu'il en soit, s'il est vrai que les cellules embryonnaires puissent ainsi se transformer pour concourir à la formation directe d'un néoplasme, il n'est pas illogique d'admettre que des cellules lymphatiques puissent subir la même métamorphose au voisinage de cellules cancéreuses émigrées.

Tels sont les phénomènes qui caractérisent l'*infection locale;* ils président également au développement de l'infection à distance ou *généralisation.* On croyait, il n'y a pas longtemps encore, que des nodules cancéreux qu'on observe souvent dans les organes splanchniques étaient le résultat d'un empoisonnement général du sang, d'une diathèse cancéreuse. Aujourd'hui l'idée de diathèse parait avoir fait son temps et l'on admet plutôt que les métastases cancéreuses proviennent d'un transport direct de cellules émigrées qui, parvenues dans les différents organes, s'y conduisent comme nous venons de le dire dans les ganglions. Elles arrivent dans les poumons, la rate, le cerveau, les reins etc., de deux façons. En premier lieu, elles peuvent ne pas s'arrêter dans les ganglions, arriver dans le canal thoracique et passer de là, par la veine sous-clavière, dans la circulation générale; d'autre part, les vaisseaux envahis par la tumeur primitive peuvent être perforés et les cellules cancéreuses entrent alors directement dans le système circulatoire, sans l'intermédiaire du système lymphatique ; une fois dans les vaisseaux sanguins, ces cellules constituent des embolies qui s'en vont un peu partout.

Ici se soulève une question intéressante. La plupart des auteurs admettent que les tumeurs secondaires sont toujours semblables à la tumeur primitive.

Nous allons présenter un cas qui prouve le contraire, et c'est par là que nous terminerons ce chapitre.

Obs. I. — Due à l'obligeance de M. le prof. Lépine. Guillaume T.... 65 ans, entré le 28 janvier 188:, dans la salle Sainte Elisabeth, n° 50.

Pas d'antécédents héréditaires. Pas d'autre maladie qu'une sciatique, il y a une dizaine d'années. A fait, au mois de juillet 1880, une chute, sur le côté gauche, qui ne l'a pas empêché de continuer son travail. Depuis six semaines il constate que son ventre enfle, sans cause appréciable ; depuis un mois, œdème des membres inférieurs. Le malade est assez précis sur ce point : c'est par le ventre que l'enflure a commencé. A l'entrée on constate un certain degré d'hydropisie ascite avec œdème des parois abdominales, œdème des membres inférieurs, surtout à droite. Perte absolue de l'appétit. Se plaint de douleurs à l'épigastre ; l'exploration de cette région révèle une certaine rénitence des parois. Depuis quinze jours, vomissements fréquents surtout après les repas alimentaires ou marc de café. Rien au cœur ; cependant le premier bruit est un peu rapeux à la pointe Pas de pouls veineux, quelques râles de catarrhe. Au bras, *tumeur d'aspect épithélial, remontant à peu près à dix ans.* Teint cachectique Léger œdème des membres supérieurs.

Diagnostic : *Epithélioma du bras. Tumeur secondaire du foie.*

24 janvier. — La palpation permet de constater le bord tranchant du foie, et c'est sur le lobe gauche que parait siéger le néoplasme. Ganglion sous le bras droit.

27. Décès.

Autopsie : Un peu de liquide légèrement citrin, dans la cavité abdominale. Poumons normaux. Point de lymphangite à la surface. Au niveau du hile, ganglions anciens, noirs, indurés, mais ne paraissant pas cancéreux. Cœur normal Aorte souple et saine. Foie : pèse 2840 gr.; volumineux, surface très inégale parsemée de nombreuses tumeurs blanchâtres très irrégulièrement arrondies. Reins normaux.

L'estomac, à première vue, parait normal et n'est pas dilaté. Il adhère à la rate et au gros intestin dont on ne peut pas le séparer ; en l'ouvrant, on constate cependant qu'il n'est pas perforé et ne communique pas avec le gros intestin. Sa muqueuse est le siège d'une large ulcération au niveau de la rate, en palpant la paroi, on sent des tumeurs petites et nombreuses. Le pylore parait normal. Ganglions mésentériques engorgés.

Pas de tumeurs sur l'intestin grêle. Une tumeur indurée dans la paroi du gros intestin.

Pancréas adhérent et englobé dans une masse de ganglions mésentériques.

Examen histologique.

La tumeur du bras, assez difficile à déterminer d'ailleurs, était un épithélioma paraissant avoir débuté dans les glandes sudoripares.

Foie : a un grossissement de 160 diamètres, les nodules visibles à l'œil nu apparaissent comme des masses vivement colorées en rouge par le picro-carmin. Les trabécules des cellules hépatiques sont comprimées par eux, refoulées et rangées en séries concentriques. Ces masses rouges se décomposent en îlots arrondis ou tubulés, séparés par un tissu conjonctif très délicat; îlots qui contiennent çà et là, dans leur intérieur, des parties granuleuses jaunâtres. — Des nodules plus petits semblent siéger dans les espaces interlobulaires; ils sont, en effet, situés dans un tissu conjonctif assez dense et on reconnaît, autour d'eux, des canalicules biliaires coupés transversalement ou en long. Des nodules plus petits encore et moins nombreux sont disséminés dans l'intérieur même des lobules hépatiques.

A un grossissement plus fort (ocul. 1, obj. 7), on trouve que la nouvelle formation est constituée par des noyaux très volumineux, nucléés, vivement colorés, plongés dans un protoplasma granuleux qui n'est généralement pas divisé en cellules; caractères qu'on observe dans tous les épithéliomas tubulés, et qu'on assigne à l'état embryonnaire de l'épithélioma pavimenteux. — Les groupes cellulaires arrondis ou tubulés qui, par leur réunion, forment les gros nodules, sont séparés par un tissu cellulaire très délicat et infiltré d'une assez grande quantité de cellules lymphatiques. C'est là un tissu de nouvelle formation, un stroma qui se développe parallèlement à la végétation épithéliale. — Les parties jaunâtres, granuleuses, observées à un plus faible grossissement, correspondent à des amas de leucocytes, situés au sein même des nodules ou tubes épithéliaux. A leur périphérie, ces amas se composent de cellules lymphatiques plus grosses, à noyaux plus volumineux, vivement colorés; de sorte que la limite entre les cellules épithéliales et lymphatiques est difficile à saisir ; ces dernières semblent prendre part à la végétation épithéliomateuse, en se transformant directement, en éléments épithélioïdes.

En somme, les tumeurs du foie sont constituées par de *l'épithélioma pavimenteux* lobulé et tubulé.

Estomac : Les coupes sont examinées sucessivement à un grossissement faible et considérable. Les tumeurs sont formées d'un tissu conjonctif, soit fibreux soit infiltré d'un nombre plus ou moins considérable de leucocytes, suivant les endroits qu'on examine. A côté de ce tissu, de ce stroma, se développe une végétation épithéliale, que l'on peut retrouver à des âges différents. Ce sont de petites cavités arrondies, tapissées par une seule couche de cellules épithéliales cubiques ou cylindriques, mais ne possédant pas les mêmes caractères normaux que les cellules qui revêtent les culs-de-sac glandulaires, ce sont, en un mot, des cellules métatypiques ; ailleurs, ce sont de grandes cavités irrégulières, séparées les unes des autres par de minces cloisons et tapissées par des cellules épithéliales *cylindriques*, telles qu'on les observe dans l'*épithélioma cylindrique* de l'estomac.

3464. — Impr. A. WALTENER et Cᵉ, 14, rue Bellecordière, Lyon.

TABLE DES MATIÈRES

SOMMAIRE. — Müller. — Lebert et son école. *Cellule cancéreuse spécifique.* — M. Robin. — Individualité de développement des trois feuillets du blastoderme, d'après Remak. Rindfleisch. — Doctrine de la *substance conjonctive.* Virchow. MM. Cornil et Ranvier.

Objections à la conception de Remak : les trois feuillets blastodermiques ne sont pas individualisés à leur apparition ; origine de certains endothéliums dans le feuillet externe ; de certains épithéliums (franges synoviales), de l'ovaire et du testicule dans le feuillet moyen ; — rénovation des épithéliums dans le feuillet moyen.

Division du sujet : Etude de la cellule et de la substance intercellulaire, dans les tumeurs. Tumeurs *histioïdes* et *organoïdes.* — Métamorphoses et accidents.

SOMMAIRE. — Origine de la cellule dans les tumeurs. — *Cellules-mères.* — Cellules embryonnaires et *cellules-filles* — Modifications graduelles de forme de la cellule dans les tumeurs conjonctives, et dans les sarcomes, myxomes, fibromes, gliomes, enchondromes, ostéomes. — Tumeurs dites épithéliales. — Cellules cancéreuses. — Description succincte du carcinome et de l'épithéliome. — Lois de transition entre les tumeurs conjonctives et les tumeurs épithéliales : 1° le carcinome constitue une transition entre les tumeurs conjonctives et les épithéliomes ; 2° l'endothéliome constitue une transition du même genre. — Identité possible des épithéliums malpighiens et des cellules conjonctives, d'après les travaux de M. Ranvier. — Carcinome. .

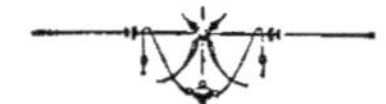

A LA MÊME LIBRAIRIE

Traité élémentaire de pathologie externe, par MM. E. Follin et Simon Duplay,
L'ouvrage complet formera 6 vol. grand in-8, avec figures dans le texte.
En vente : Tome I à V, 5 volumes in-8, avec environ 800 figures............ 68 fr.
Tome VI, 1er et 2e fascicules, avec figures dans le texte.................. 8 fr.

Traité des maladies de l'oreille, par M. Victor Urbantschitsch, professeur à
l'Université de Vienne, traduit et annoté par M. le Dr Calmettes, 1 vol. gr. in-8 avec 75
figures dans le texte... 15 fr.

Clinique des nouveaux-nés. L'atrepsie, par M. Parrot, professeur à la faculté
de médecine de Paris, médecin de l'hospice des Enfants-Assistés. — Leçons recueillies par
le Dr Troisier, ancien interne des hôpitaux. 1 vol.. gr. in-8, avec 13 planches, dont 4 en
couleur, dessinées et lithographiées par Renaudot............................ 18 fr.

Leçons cliniques sur les maladies de la peau, par le Dr Guibout, médecin
à l'hôpital Saint-Louis. 1 vol. in-8 de 700 pages .... 8 fr.

Nouvelles leçons cliniques sur les maladies de la peau, par M. Guibout.
un fort vol. in-8... 10 fr.

**Leçons sur la pathologie et la thérapeutique des maladies de la
peau**, par M. Kaposi, professeur à l'Université de Vienne, traduites et annotées par
MM. les Drs Ernest Besnier et Doyon, et précédé d'une introduction. 2 vol. gr. in-8 avec
64 figures dans le texte.. 25 fr.

Traité des maladies de la peau, comprenant les exanthèmes aigus, par MM. Hébra
et Kaposi, professeur à la faculté de Vienne, traduit et annoté par le Dr Doyon. 2 vol. gr. in-8
avec figures dans le texte.. 32 fr.

Résumé d'anatomie appliquée, par M. le Dr Paulet, professeur au Val-de-Grâce,
2e édition, avec 63 figures dans le texte.................................... 6 fr.

Compendium de physiologie humaine, par le professeur Jules Budge, traduit
de l'allemand et annoté par le Dr Eugène Vincent, avec 53 figures dans le texte...... 6 fr.

Manuel de pathologie interne, par M. le Dr Dieulafoy, professeur agrégé à la
Faculté de médecine, médecin des hôpitaux. 2 volumes de chacun 500 pages, in-18 diamant,
cartonné à l'anglaise. Prix de chaque volume.............................. 6 fr.
Tome I. Appareil respiratoire, appareil circulatoire et système nerveux.
Tome II. Système digestif et ses annexes, appareil urinaire, appareil locomoteur, fièvres et
maladies générales.

Précis de zoologie médicale, par M. Carlet, professeur à la Faculté des sciences
de Grenoble, avec 207 figures dans le texte................................. 7 fr.

**Manuel du microscope dans ses applications au diagnostic et à la
clinique**, par MM. les Drs Duval et Lerreboullet, 2e édition, avec 96 figures dans le
texte.. 6 fr.

Les bandages et les appareils à fractures, par M. le Dr Guillemin, 2e édition, avec 155 figures dans le texte...................................... 6 fr.

Manuel d'obstétrique ou *Aide-Mémoire de l'élève et du praticien*, par M. le
Dr Nielly, 2e édition, avec 43 figures dans le texte.......................... 4 fr.

Manuel d'ophthalmoscopie. *Diagnostic des maladies de l'œil*, par M. le Dr Da-
guenet, avec 11 figures dans le texte et une échelle topographique............. 4 fr.

Manuel d'ophthalmologie, par M. le Dr Georges Camuset, avec 123 figures dans le
texte et une eau-forte, par M. Firmin Girard, représentant une cataracte........ 7 fr.

Manuel médical d'hydrothérapie par le Dr Beni-Barde, médecin en chef de
l'établissement hydrothérapique médical de Paris et de l'établissement hydrothérapique d'Au-
teuil, avec figures... 6 fr.

Précis d'hygiène privée et sociale, par le Dr A. Lacassagne, professeur agrégé
au Val-de-Grâce et à la Faculté de médecine de Lyon, 2e édition............... 6 fr.

Précis de médecine judiciaire, par M. A. Lacassagne, professeur agrégé au Val-
de-Grâce et à la Faculté de médecine de Lyon, avec figures dans le texte et 4 planches en
couleur... 7 fr. 50

8464. — Imp. A. Valtener et Ce, 14, rue Belle-Cordière, Lyon.

www.ingramcontent.com/pod-product-compliance
Lightning Source LLC
LaVergne TN
LVHW021441170726
843501LV00005B/1436